Andrei Zbuchea

Lesões osteoarticulares devidas a agressões eléctricas

Andrei Zbuchea

Lesões osteoarticulares devidas a agressões eléctricas

ScienciaScripts

Imprint

Cover image: www.ingimage.com

This book is a translation from the original published under ISBN 978-3-659-83533-9.

Publisher:
Sciencia Scripts
is a trademark of
Dodo Books Indian Ocean Ltd. and OmniScriptum S.R.L publishing group

120 High Road, East Finchley, London, N2 9ED, United Kingdom
Str. Armeneasca 28/1, office 1, Chisinau MD-2012, Republic of Moldova, Europe
Printed at: see last page
ISBN: 978-620-8-23221-4

Introdução

A eletricidade é parte integrante e indispensável da nossa cultura, civilização e tecnologia. No entanto, a agressão eléctrica é um dos desafios mais graves e devastadores para o organismo humano. A corrente eléctrica pode provocar não só queimaduras aparentemente profundas nos pontos de contacto, mas sobretudo danos profundos e progressivos nos tecidos e órgãos internos, ocultos por lesões externas, agravando o prognóstico e exigindo um tratamento dinâmico, rápido e complexo.

No que diz respeito aos agentes externos, a OMS define as queimaduras como "uma lesão da pele ou de outros tecidos orgânicos causada principalmente pelo calor ou por radiação, radioatividade, eletricidade, fricção ou contacto com produtos químicos" (1, 2).

A nível mundial, as queimaduras são um grave problema de saúde pública, com um número estimado de 265 000 mortes por ano, a maioria das quais ocorre em países de baixo e médio rendimento. As queimaduras não fatais são também uma causa importante de morbilidade e incapacidade com um impacto económico, social e psicológico significativo. Em 2004, cerca de 11 milhões de pessoas em todo o mundo necessitaram de cuidados médicos devido a queimaduras. Na Índia, mais de um milhão de pessoas sofrem queimaduras moderadas ou graves todos os anos (1).

De acordo com a ABA, em 2015 foram tratados clinicamente cerca de meio milhão de queimaduras e registaram-se 40 000 hospitalizações relacionadas com queimaduras nos EUA, 30 000 das quais em centros hospitalares de queimados, com uma taxa de sobrevivência de 96,7%. As principais causas de internamento nos hospitais dos EUA foram o fogo/chama (43%) e os escaldões (34%), e apenas 4% foram queimaduras eléctricas (3).As queimaduras eléctricas foram divididas em duas categorias principais, nomeadamente as queimaduras causadas por um arco elétrico (flash/chama) sem passagem de corrente eléctrica pelo corpo humano

- Queimaduras devido a choque elétrico, com pontos de entrada e saída

Após um tratamento inicial adequado, as queimaduras eléctricas, incluindo as lesões ligeiras, devem ser sempre encaminhadas para um centro de queimados ou para um serviço especializado em queimaduras para melhorar o prognóstico e o resultado final (4-6).

As lesões eléctricas podem ser classificadas de acordo com uma série de parâmetros (7):

- A fonte de energia: eletricidade ou relâmpagos
- A tensão: baixa ou alta tensão
- O tipo de corrente: corrente alternada ou corrente contínua.

Cada tipo de lesão eléctrica tem um padrão de lesão específico, um prognóstico específico e uma gestão terapêutica específica. O espetro das lesões eléctricas é muito vasto, variando desde lesões mínimas a queimaduras extensas, lesões graves de vários órgãos e mesmo a morte. Aproximadamente 20% de todas as lesões eléctricas ocorrem em crianças, principalmente em casa, sendo os cabos de extensão (60-70%) e as tomadas eléctricas (10-15%) claramente as fontes mais comuns. Para além disso, os

As queimaduras eléctricas representam 2-3% de todas as queimaduras pediátricas que requerem tratamento nos serviços de urgência. Nos adultos, a maioria das lesões eléctricas ocorre no local de trabalho e é a quarta principal causa de mortes traumáticas relacionadas com o trabalho. Cerca de um terço de todos os traumatismos eléctricos e a maioria das lesões de alta tensão estão relacionados com o trabalho. A maioria destas lesões eléctricas relacionadas com o trabalho deve-se ao contacto com linhas eléctricas (5-6% de todas as mortes relacionadas com o trabalho), enquanto 25% se devem à utilização de ferramentas ou máquinas eléctricas. A taxa anual de mortes relacionadas com o trabalho devido à eletricidade é de 1 morte por 100.000 trabalhadores, com um rácio de homens para mulheres de 9:1 (7-9).

Nos EUA, as lesões eléctricas têm uma taxa de mortalidade de 3-5%, mas até 40% dos casos graves são fatais, resultando em aproximadamente 1000 mortes por ano e 3000 admissões em centros especializados em queimaduras por ano. Além disso, as lesões causadas por raios causam 50-300 mortes por ano nos EUA, sendo mais frequentemente afectadas as pessoas que estão molhadas ou que transportam um objeto metálico (7-9).

- Choques eléctricos (lesões eléctricas reais) quando a corrente atravessa o corpo humano, onde se encontram pontos de entrada e de saída

- Lesões causadas por raios quando não há passagem de energia eléctrica através da pele e ocorrem queimaduras de pequena espessura devido a um arco eléctricoLesões causadas por chamas devido à ignição do vestuário por um arco elétrico; a corrente pode ou não penetrar no corpo humano

- Lesão por luz, um tipo especial de corrente eléctrica que ocorre com tensões extremamente elevadas durante um período de tempo muito curto (9).

As queimaduras eléctricas têm um amplo espetro de sintomas agudos e crónicos que não são observados noutros tipos de lesões térmicas. A morbilidade, o tempo de hospitalização, as complicações, as necessidades de recursos e a extensão da intervenção terapêutica são muito mais elevados do que seria de esperar com base apenas na dimensão da queimadura cutânea (10).

As lesões eléctricas não são um traumatismo muito comum, mas os serviços de urgência são constantemente confrontados com este tipo de lesões, que têm uma fisiopatologia específica e estão associadas a uma elevada morbilidade e mortalidade. As apresentações clínicas variam muito, desde sensações desagradáveis passageiras sem lesões óbvias até danos extensos nos tecidos (9). Embora as queimaduras eléctricas representem apenas 3 a 4% de todas as queimaduras, consomem enormes quantidades de recursos materiais e humanos e requerem também uma abordagem de equipa cuidadosamente planeada para um tratamento ideal (10). As queimaduras eléctricas podem levar a uma grande perda de tecido, resultando frequentemente na amputação do membro afetado, bem como a outras complicações prejudiciais: Manifestações renais, sépticas, cardiovasculares, neurológicas, osteoarticulares e oculares (10, 11). O conhecimento profundo da fisiopatologia e das diretrizes de tratamento ideais melhora os cuidados, os resultados e a qualidade de vida dos doentes (9).

Capítulo 1 Fisiopatologia das lesões eléctricas

O efeito clínico da eletricidade é determinado pelo fluxo direcional de electrões através de um gradiente de potencial de alta para baixa concentração através de um material condutor (tecidos e órgãos humanos). A tensão (V) representa a magnitude desta diferença de potencial e é normalmente gerada pela fonte de corrente (7).

O tipo, a extensão e a gravidade das lesões eléctricas são determinados por uma série de **parâmetros**, incluindo (7-10):

- Tensão
- Corrente (amperagem)
- Tipo de corrente (corrente alternada ou corrente contínua)
- Trajetória do fluxo de corrente
- Duração do contacto com a fonte
- Resistência do tecido nos pontos de contacto e de continuidade
- Suscetibilidade individual.

Tensão (V)

Dependendo da tensão, as lesões eléctricas são geralmente classificadas como lesões de baixa tensão e de alta tensão, utilizando um limiar de 500 V ou 1000 V (7, 9, 10, 12). Foi constatada uma elevada morbilidade e mortalidade nas lesões de 600 V CC associadas ao contacto com o "terceiro carril" ferroviário (7).

Em geral, a corrente de alta tensão é responsável por uma maior morbilidade e mortalidade do que a corrente de baixa tensão, embora possam ocorrer algumas lesões fatais com a corrente doméstica (110 a 240 V) (9). Os tipos mais graves e mutilantes de lesões eléctricas são causados por correntes de alta tensão (normalmente mais de 500 volts) que atravessam o corpo humano. Como a corrente penetra profundamente na pele, a extensão, o alcance e a gravidade das lesões eléctricas são frequentemente subestimados. Estas lesões de alta tensão provocam uma destruição grave dos tecidos, podendo levar à amputação de membros, e exigem conhecimentos especializados e um tratamento rápido (12).

As lesões de baixa tensão são também designadas por lesões de baixa voltagem; esta categoria inclui a maioria das lesões causadas pela eletricidade doméstica, tais como (13):

- a criança que morde o cordão umbilical, provocando lesões no lábio, na face e na língua
- Acidentes de trabalho causados pela utilização de pequenas ferramentas eléctricas
- Aqueles que estão ligados à terra quando tocam num objeto que está energizado.

Quase todas as queimaduras em interiores, com exceção das que ocorrem em ambientes industriais especializados, são do tipo de baixa tensão (10).

As queimaduras de baixa tensão ocorrem normalmente na vizinhança imediata da lesão por contacto. No caso de lesões de alta tensão, por outro lado, o óbvio

As queimaduras da pele estão frequentemente associadas a lesões profundas e extensas dos tecidos subjacentes, muito semelhantes às contusões (10).

As lesões de alta tensão são também conhecidas como lesões de alta voltagem. São mais frequentemente o resultado da exposição profissional a linhas eléctricas de alta tensão exteriores e ocorrem em grande parte quando o doente toca numa linha eléctrica aérea de alta tensão com um objeto condutor. Menos frequentemente, os doentes são expostos a quadros eléctricos e tocam diretamente em componentes sob tensão (13).

As lesões causadas por raios são normalmente classificadas separadamente e envolvem tensões muito mais elevadas do que as duas lesões anteriores. A lesão típica causada por um raio envolve energia com alta tensão e alta corrente, mas de duração extremamente curta. O relâmpago é um fluxo de corrente maciço unidirecional que dura 1/10 a 1/1000 de segundo, mas que tem frequentemente tensões superiores a 10 milhões de volts. A principal diferença entre um relâmpago e as lesões causadas por alta tensão é a duração da corrente. Em geral, o raio é um impulso de corrente maciço unidirecional e é melhor entendido como um fenómeno de corrente do que de tensão. O maior fluxo de corrente descarrega-se no solo antes que grande parte da corrente penetre e se desloque ao longo do corpo humano. As lesões causadas por relâmpagos ocorrem geralmente quando o paciente faz parte ou está próximo do relâmpago, e geralmente o paciente era o objeto mais alto perto de um objeto alto, como uma árvore (9, 13).

Outras lesões eléctricas são lesões intencionais resultantes de (13):

- utilização de dispositivos de alta tensão para incapacitação rápida, maus tratos a filhos e/ou cônjuges e tortura
- a utilização de eléctrodos cutâneos em medicina, que podem causar um efeito de perímetro.

Corrente (amperagem, A)

A corrente (I) representa a quantidade de electrões que flui através do gradiente de potencial e é medida em amperes (A). É uma medida da quantidade de energia que flui através de um corpo humano. A energia pode ser percebida pelo tato a partir de uma corrente de 1 mA. Existe um intervalo estreito entre a corrente percetível e a "corrente de libertação", ou seja, a corrente máxima com que uma pessoa pode agarrar e depois libertar antes de se desenvolver tetania muscular e tornar impossível a libertação (7).

Todos os danos nos tecidos e efeitos sistémicos são diretamente proporcionais à quantidade de corrente fornecida à vítima. De acordo com a lei de Ohm, o fluxo de corrente (intensidade da corrente) é diretamente proporcional à tensão e inversamente proporcional à resistência dos tecidos (9):

Lei de Ohm: I=V/R
em que: I=corrente, V=tensão, R=resistência.

Dos três parâmetros da lei de Ohm, apenas a tensão pode ser determinada na prática, o que é utilizado para estimar o nível potencial de exposição à corrente e, por conseguinte, a extensão da lesão (9). Embora o doente ou as testemunhas conheçam frequentemente a tensão, a amperagem permanece praticamente desconhecida (10).

Podem também existir diferenças individuais na dose de energia necessária para um determinado efeito. Por exemplo, as crianças, que têm um teor de água mais elevado e uma pele mais fina e, por conseguinte, melhor condutividade e menor resistência, e os doentes em condições de humidade recebem geralmente menos energia (9).

Os valores de intensidade de corrente necessários para algumas manifestações clínicas específicas e esperadas são dados na Tabela 1 para corrente de 60 Hz (7, 9, 13):

Tabela 1: Efeitos de diferentes amperagens

Current intensity	**Event**
1 mA	Threshold of perception, probable tingling sensation
3-5 mA	"Let go" current for an average child
6-8 mA	"Let go" current for an average woman
7-9 mA	"Let go" current for an average man
16 mA	Maximum current a person can grasp and "let go"
16-20 mA	Tetany of skeletal muscles
20-50 mA	Paralysis of respiratory muscles (respiratory arrest)
50-100 mA	Threshold for ventricular fibrillation
>2 A	Asystole
6 A	Defibrillation
15-30 A	Common household circuit breakers

Tipo de corrente (corrente alternada ou corrente contínua)

A corrente eléctrica divide-se ainda em corrente contínua (CC) e corrente alternada (CA). A corrente contínua flui continuamente no mesmo sentido, como a corrente gerada pelas baterias. Na corrente alternada, o fluxo de electrões muda de direção de forma rítmica, com uma frequência constante e específica, como acontece em grande parte na eletricidade doméstica. Assim, a corrente alternada é o tipo de eletricidade mais comum nos lares e nos escritórios, com uma frequência normalizada de 50 ou 60 ciclos/segundo (Hz) (7, 13).

A corrente alternada, amplamente utilizada, é muito mais perigosa do que a corrente contínua. A corrente contínua de alta tensão resulta normalmente numa única contração muscular violenta, muitas vezes suficientemente forte para impelir a vítima para longe da fonte de energia, pelo que o contacto com a fonte é de curta duração. Em contrapartida, a corrente alternada com a mesma tensão é considerada cerca de três vezes mais perigosa do que a corrente contínua, uma vez que o fluxo cíclico de electrões pode provocar uma contração muscular tetânica sustentada que, muitas vezes, impede o doente de largar a fonte, aumentando a duração do contacto e da corrente. A tetania muscular ocorre quando as fibras são estimuladas a uma frequência entre 40 e 110 Hz; a frequência padrão de 50 ou 60 Hz para a corrente doméstica situa-se nesta gama. Quando a mão do doente entra em contacto com a fonte de corrente e ocorre uma contração muscular tetânica, os músculos flexores das extremidades contraem-se, fazendo com que a vítima agarre a corrente e tenha um contacto prolongado com a fonte de corrente.

Como resultado, a exposição eléctrica pode ser prolongada, aumentando os efeitos nocivos. Mesmo um nível baixo de corrente alternada, que é apenas percepcionado como um ligeiro choque, pode levar a um aperto definitivo por parte do doente. Uma corrente alternada ligeiramente mais forte pode levar a uma paragem respiratória, uma vez que os músculos do tórax sofrem cãibras com o diafragma e os músculos intercostais, impossibilitando a respiração. Correntes ainda mais fortes podem provocar ritmos cardíacos fatais. A natureza repetitiva da corrente alternada aumenta a probabilidade de a corrente atingir o miocárdio durante a delicada fase de recuperação do ciclo cardíaco, o que pode desencadear fibrilhação ventricular (7, 9, 13).

Trajetória do fluxo de corrente

O percurso da corrente eléctrica determina quais os tecidos e órgãos que estão em risco e que tipo de lesões podem ocorrer. O ponto de entrada mais comum da corrente eléctrica é a mão, o segundo ponto mais comum é a cabeça. Por outro lado, o ponto de saída mais comum é o pé. Uma corrente que passe de um braço para outro ou de um braço para uma perna pode atravessar o coração e é muito mais perigosa do que uma corrente que passe entre uma perna e o chão. Por conseguinte, é mais provável que uma corrente eléctrica que atravesse a cabeça ou o tórax provoque uma lesão fatal.

É de esperar que as correntes transtorácicas sejam a causa:

- arritmia cardíaca fatal
- Danos diretos no coração
- Paragem respiratória.

Por outro lado, a causa pode ser uma corrente que atravessa a cabeça:

- Lesão cerebral direta
- Confisco
- Paragem respiratória
- Paralisia.

A lesão electrotérmica dos tecidos conduz a edema e necrose dos tecidos; por conseguinte, o desenvolvimento da síndrome de compartimento pode ocorrer em qualquer compartimento do corpo humano. No entanto, as extremidades e especialmente as pernas são os locais mais comuns para o aparecimento e progressão da síndrome de compartimento, que é uma emergência que requer um diagnóstico precoce e um tratamento rápido, dinâmico e adequado (9, 13).

Duração do contacto com a fonte

Obviamente, a gravidade das lesões eléctricas é diretamente proporcional à duração do contacto com a fonte de corrente e ao tempo de trânsito através das várias partes do corpo humano. As contracções musculares tetânicas prolongadas são mais prejudiciais do que uma única contração muscular violenta que leva à desconexão da fonte de energia. A principal diferença entre as lesões causadas por raios e por alta tensão é a duração da exposição à corrente (9). Em cerca de metade das vítimas de alta tensão, a perda de consciência pode também contribuir para a exposição prolongada à eletricidade (10).

Resistência do tecido nos pontos de contacto e de continuidade

A resistência (R) é a impedância para o fluxo de electrões num gradiente e varia em função do teor de eletrólito e água do tecido do corpo humano nos pontos de contacto ou através dos quais a corrente eléctrica flui (7).

A resistência do corpo humano varia consideravelmente entre os diferentes tecidos e órgãos. Em geral, os tecidos com um elevado teor de fluidos e electrólitos conduzem melhor a eletricidade. Os ossos são os tecidos com maior resistência ao fluxo de corrente. O tecido nervoso tem a resistência mais baixa e, juntamente com os vasos sanguíneos, os músculos e as membranas mucosas, oferecem uma baixa resistência devido ao seu elevado teor de electrólitos e água e são excelentes condutores de eletricidade. A pele oferece uma resistência média e é o fator mais importante que impede a passagem da corrente. A pele nos pontos de contacto é a principal resistência à corrente eléctrica e o seu grau de resistência é determinado pela sua espessura e humidade. Áreas de pele pouco espessas ou calosas são excelentes resistências, enquanto uma quantidade moderada de água ou suor na superfície da pele pode reduzir significativamente a resistência. Assim, a resistência da pele varia entre 1000 ohms para pele fina e húmida com baixa resistência e vários milhares de ohms para pele seca e calosa (7, 9). A resistência da pele no ponto de contacto varia entre valores muito baixos para mãos ou pele suadas no verão e mais de 100 000 ohms para mãos ou pés muito calejados em tempo de inverno muito seco. A sensibilidade individual é um parâmetro não quantificável que pode explicar o facto de dois ou mais doentes expostos às mesmas condições apresentarem lesões extremamente diferentes (10).

O significado fisiopatológico da resistência dos tecidos é o facto de se gerar e propagar mais calor num condutor mais resistente (tecido) após a passagem de uma determinada corrente do que num condutor menos resistente. Como já foi referido, a resistência é a capacidade de impedir o fluxo de corrente. A libertação direta de energia sob a forma de calor é conhecida como aquecimento por efeito de Joule e é a principal causa de queimaduras térmicas na pele e nos tecidos mais profundos. Este calor gerado é diretamente proporcional à resistência do tecido através do qual a corrente flui e à duração do contacto, como ditado pela lei de Joule:

[2]Lei de Joule: E= IVT = I RT
em que E=energia, I=corrente, R=resistência e T=duração do contacto.

Por conseguinte, os tecidos menos condutores e mais resistentes são susceptíveis de aquecer mais quando são atravessados por uma corrente eléctrica. A ordem dos tecidos, do mais condutor (ou seja, menos resistente) para o menos condutor (ou seja, mais resistente), é apresentada no quadro 2 (13).

Quadro 2: A gama de tecidos, do mais condutor (menos resistente) ao menos condutor (mais resistente).

Resistance	**Tissue**
Least	Nerves
	Blood
	Mucous membranes
	Muscle
Intermediate	Dry skin
	Tendon
	Fat
Most	Bone

A maior parte da resistência do corpo humano encontra-se na pele. Quanto mais espessa e seca for a pele, maior é a sua resistência. A resistência da pele diminui significativamente se for danificada ou se ficar húmida. Se a resistência da pele for elevada, os danos causados por um ferimento elétrico tendem a ser localizados e provocam apenas queimaduras na pele. Se, por outro lado, a resistência da pele for baixa e a pele estiver molhada ou quebradiça, é mais provável que os danos afectem os órgãos mais profundos (13).

Testes experimentais em animais de laboratório também mostraram que a resistência diminui continuamente ao longo do tempo, lentamente no início, depois muito mais rapidamente até ocorrer um arco elétrico nos pontos de contacto. A resistência aumenta então até ao infinito e o fluxo de corrente cessa. As medições simultâneas da temperatura corporal mostraram que o aumento da temperatura é paralelo às alterações da intensidade da corrente. A temperatura dos tecidos foi o fator decisivo

na extensão e gravidade dos danos nos tecidos. Curiosamente, não foi observado qualquer aumento da temperatura distal aos pontos de contacto (10).

A extensão e a gravidade da lesão eléctrica são previstas e determinadas por **todos os parâmetros acima referidos**, tais como a quantidade de energia fornecida, a resistência encontrada, a condutância, o percurso da corrente e a duração do contacto. Os efeitos sistémicos e os danos nos tecidos são diretamente proporcionais à quantidade de corrente fornecida à vítima. De acordo com a lei de Ohm, a corrente está diretamente relacionada com a tensão e inversamente relacionada com a resistência (13).

Os três principais mecanismos de lesão eléctrica são os seguintes

1. Danos diretos nas células e nos tecidos causados por:

- perturbações dos sistemas de condução fisiológica, como a contração cardíaca e a excursão diafragmática, que podem provocar arritmias cardíacas e paragens respiratórias

- a electroporação ou a electropermeabilização das membranas celulares, que podem levar a uma perturbação das trocas transmembranares, do equilíbrio iónico e proteico intracelular e, em última análise, à apoptose

- Alteração do potencial de repouso da membrana celular
- Desencadeamento de uma tetania.

2. Conversão de energia eléctrica em energia térmica através do aquecimento por efeito de Joule, que pode levar à destruição extensiva de tecidos e à necrose de coagulação.

3. Lesões mecânicas com traumatismo direto devido a uma queda ou a uma contração muscular violenta associada a lesões osteoarticulares (9, 13, 14).

O campo elétrico local pode ser suficientemente forte para provocar uma rutura eléctrica das membranas celulares e a subsequente lise celular. Teoricamente, as células grandes, como as células musculares e nervosas, são mais susceptíveis a danos eléctricos. Os dados clínicos que sugerem a rutura das membranas das células musculares e nervosas por traumatismo elétrico são os seguintes

- A libertação de grandes quantidades de mioglobina do espaço intracelular;
- As cãibras graves e a rigidez frequentemente descritas pelas pessoas afectadas indicam que a célula muscular está despolarizada e que o nível de ATP citoplasmático pode não ser suficiente para dissociar o complexo actina-miosina;
- O aumento dos níveis plasmáticos de derivados do ácido araquidónico dos fosfolípidos membranares;
- A paralisia tardia e a morte de células nervosas, mesmo anos após um traumatismo elétrico em que a componente de lesão térmica estava praticamente ausente;
- A suscetibilidade particular das células grandes às lesões (13).

Quando uma corrente eléctrica é transferida para o corpo humano através do contacto direto com um material condutor ou através de um arco elétrico que atinge a superfície da pele, os electrões começam a fluir, tal como os iões fluem numa solução. O fluxo pode ser dividido em

1. forma direta
2. Tipo indireto
3. um arco.

1. O fluxo de corrente direta é a forma mais comum e ocorre quando o doente toca num condutor, resultando em queimaduras de contacto.

2. O fluxo indireto de corrente ocorre em flashovers em que a corrente flui ao longo da superfície exterior do corpo e é amplificada pela pele ou vestuário molhados. Um flash (também conhecido como flash lateral, descarga de flash, splash ou spray) ocorre quando a corrente percorre primeiro um caminho, como uma árvore, e depois salta para uma pessoa ligada à terra nas proximidades, seguindo o caminho de menor resistência. Pensa-se que este mecanismo é o mais comum nas lesões provocadas por um raio.

3. Um arco elétrico é um dos tipos de corrente eléctrica que produz maior quantidade de eletricidade e calor; é uma faísca de eletricidade que se forma entre dois objectos de potenciais diferentes que não estão em contacto um com o outro, normalmente uma fonte altamente carregada e uma terra. Um arco ocorre quando uma corrente de plasma (um material altamente ionizado, gasoso e altamente condutor) é gerada a partir

dos átomos do material condutor. A formação de um arco depende da tensão e das propriedades dieléctricas do meio isolante, normalmente o ar. Nos doentes com uma lesão de alta tensão, o arco ocorre normalmente antes de entrarem em contacto com a fonte de energia e se encontrarem no circuito. °A temperatura de um arco elétrico pode atingir 2500-10000 C (13).

De uma perspetiva fisiopatológica, a lesão eléctrica pode afetar múltiplos mecanismos e sistemas corporais. As áreas de entrada e saída não reflectem a verdadeira extensão da lesão tecidular subjacente, uma vez que a corrente eléctrica pode causar lesões múltiplas e generalizadas que estão muito longe do seu percurso aparente através do doente. As correntes eléctricas são capazes de danificar as células e os tecidos através de mecanismos térmicos e não térmicos. Embora o aquecimento por efeito de Joule seja um mecanismo certo e definido, geralmente reconhecido como o principal fator de lesão dos tecidos em caso de traumatismo elétrico, o possível papel da destruição eléctrica das membranas celulares e da lise celular ainda não foi completamente investigado e explicado. A literatura sobre a fisiopatologia da lesão eléctrica é inconclusiva, tendo sido propostas várias interpretações e teorias. De facto, a fisiopatologia exacta da lesão eléctrica não é bem compreendida devido ao grande número de variáveis que não podem ser medidas ou controladas quando uma corrente eléctrica atravessa o tecido humano (13).

Capítulo 2 Manifestações clínicas das lesões eléctricas

As lesões eléctricas podem ter formas clínicas e apresentações muito diferentes, dependendo dos parâmetros abordados no capítulo anterior, como a tensão, a corrente, o trajeto, a duração do contacto e o tipo de circuito.

Além disso, os diferentes tecidos e órgãos têm uma suscetibilidade, resistência e padrão de lesão específicos aos danos eléctricos, como se mostra no quadro 3 (13).

Tabela 3: Danos nos tecidos de acordo com o grau de lesão

Pattern of injury	**Tissue damage**
Skin	flash burns, thermal burns, arc burns, linear burns, contact electrical burns
Muscle	swell, pain, contractions, spasms, myonecrosis, compartment syndrome
Blood vessels	blood cloths, microvascular deterioration, myoglobinemia, vasoconstriction, thrombosis, ischemia
Heart	arrhythmia, asystolia, cardiac arrest, ventricular fibrillation, sinus tachycardia, myocardial necrosis/infarction
Nerves	weakness, paralysis, tingling, numbness, uncontrollable loss of urine (incontinence), and chronic pain
Brain	seizures, hemorrhages, poor short-term memory, unconsciousness, ischemia, personality changes, difficulty sleeping, irritability
Bones	joint dislocations, fractures, other blunt injuries
Kidney	myoglobinuria, acute renal failure, acute tubular necrosis
Ears	perforation of the eardrum, hemorrhagia
Eyes	cataracts

A apresentação clínica varia desde uma sensação de formigueiro a danos extensos nos tecidos e até à morte súbita (15). A lesão eléctrica pode ter uma variedade de aspectos, incluindo paragem cardíaca ou respiratória, coma, traumatismo contundente e queimaduras graves de vários tipos (7).

Para o tratamento correto e adequado das lesões eléctricas, é extremamente importante investigar corretamente desde o início:

- Tipo de exposição eléctrica (corrente alternada ou contínua; alta ou baixa tensão)
- o caminho através do corpo humano
- Duração do contacto

- traumatismo simultâneo.

Lesão por corrente alternada de baixa tensão sem perda de consciência e/ou paragem cardíaca

Estas lesões são exposições de menos de 1000 V e ocorrem normalmente em casa ou no escritório. Atualmente, as crianças apresentam lesões eléctricas depois de morderem ou mastigarem um cabo elétrico e sofrem queimaduras orais. Este tipo de lesão eléctrica também pode ocorrer em adultos que trabalham em aparelhos ou circuitos eléctricos domésticos. A corrente alternada de baixa tensão pode causar lesões significativas durante uma contração muscular prolongada e tetânica.

Lesão por corrente alternada de baixa tensão com perda de consciência e/ou paragem cardíaca

A exposição eléctrica pode ser difícil de diagnosticar em casos de paragem respiratória ou fibrilhação ventricular que não tenham sido observados. Em todas as paragens respiratórias não observadas e não confirmadas, esta possibilidade deve ser incluída no diagnóstico diferencial. O pessoal de emergência, a família e os colegas devem ser consultados sobre esta possibilidade. Se foi ouvido um grito antes de o doente desmaiar, tal pode dever-se a uma contração involuntária dos músculos da parede torácica provocada por uma corrente eléctrica.

Lesão por corrente alternada de alta tensão sem perda de consciência e/ou paragem cardíaca

Regra geral, as lesões causadas por alta tensão não conduzem à perda de consciência ou a paragens respiratórias, mas sim a queimaduras devastadoras. Em caso de exposição profissional, o nível de tensão pode ser obtido junto da empresa de eletricidade local.

Lesão por corrente alternada de alta tensão com perda de consciência e/ou paragem cardíaca

Trata-se de uma manifestação ocasional de lesões causadas por corrente alternada de alta tensão que não conduzem frequentemente à perda de consciência. É necessário obter uma história clínica pormenorizada dos transeuntes ou do pessoal de emergência.

Lesões devidas a corrente contínua (CC)

Estas lesões resultam normalmente numa única e forte contração muscular que afasta a vítima da fonte de energia. Raramente são acompanhadas de perda de consciência, a menos que haja um traumatismo craniano grave, e as vítimas são normalmente capazes de contar a sua própria história (7).

De um modo geral, as correntes de baixa tensão tendem a causar menos morbilidade global do que as correntes de alta tensão, mas é extremamente importante determinar, através de uma história clínica rigorosa, que uma queimadura de baixa tensão aparente não é realmente causada por uma fonte de alta tensão (como um micro-ondas, um computador, um monitor de televisão ou outro dispositivo que cause a

tensão através de um transformador). Além disso, as queimaduras de baixa tensão podem ainda causar arritmias cardíacas, convulsões e complicações a longo prazo, especialmente se o contacto for próximo do peito ou da cabeça (7).

A resistência externa à corrente eléctrica é formada principalmente pela pele e pelos anexos cutâneos e, secundariamente, pela resistência interna de todos os outros tecidos internos, como os nervos, o sangue, os músculos, os tendões, a gordura e os ossos. Embora a resistência da pele possa ser alterada pela humidade, grande parte da corrente eléctrica pode ser transmitida aos tecidos e órgãos mais profundos antes de serem detectados danos significativos na pele. Isto permite que a corrente eléctrica seja retida nos ossos, onde se converte em calor e leva à necrose e coagulação de vasos de pequeno a médio porte nos músculos e outros tecidos, poupando quase completamente a pele.

O principal sintoma de uma lesão eléctrica é geralmente uma queimadura na pele. Um tipo particular de queimadura, conhecido como "queimadura de beijo", ocorre nas pregas flexoras dos membros e deve-se ao facto de a corrente passar através da pele oposta na articulação quando os músculos flexores se contraem devido à tetania. Nem todas as exposições à corrente causam lesões externas; as exposições a alta tensão podem provocar edemas, queimaduras internas extensas e generalizadas, necrose de coagulação e síndromes de compartimento. As lesões causadas por raios provocam geralmente queimaduras superficiais (9).

Dependendo dos parâmetros discutidos anteriormente, as exposições eléctricas podem resultar numa variedade de queimaduras e outras lesões traumáticas, bem como em perturbações de vários órgãos. É imperativo efetuar um exame físico completo e minucioso para avaliar a extensão total das lesões eléctricas. As lesões profissionais têm uma elevada probabilidade de litígio futuro, pelo que as conclusões do exame físico devem ser documentadas com fotografias e autorizações adequadas, se possível, e registadas nos registos médicos do doente (7).

As lesões mais comuns e representativas causadas por exposições eléctricas são destacadas abaixo por ordem de padrão de lesão.

Pele - diferentes tipos de queimaduras eléctricas

Dependendo da tensão, amperagem, percurso da corrente, duração do contacto e tipo de circuito, os efeitos eléctricos podem provocar uma variedade de queimaduras através de diferentes mecanismos. As lesões térmicas por agressão eléctrica são muitas vezes as consequências mais graves e incapacitantes da eletricidade, a seguir às arritmias cardíacas, e o seu aspeto pode inicialmente parecer menor e trivial, embora ocorram danos significativos nos tecidos profundos, exigindo mais tarde fasciotomia, desbridamento agressivo ou amputação. As queimaduras são frequentemente mais graves na fonte de energia e nos pontos de contacto com o solo; a fonte de energia está normalmente nas mãos ou na cabeça, enquanto o solo está frequentemente nos pés. A intensidade da corrente e a duração do contacto com a fonte de energia determinam em grande medida a gravidade e a extensão dos danos nos tecidos e o prognóstico. Todas as queimaduras eléctricas devem ser cuidadosamente documentadas e, se possível, fotografadas, tendo em conta o possível desfecho desfavorável e as preocupações médico-legais (7).

Queimaduras devido a alta tensão

Tipicamente, estas lesões mostram um ponto de contacto onde o doente tocou o circuito e um ponto de ligação à terra. As queimaduras de alta tensão podem causar danos significativos no tecido subjacente, enquanto a superfície exterior da pele é largamente poupada. Estas queimaduras aparecem normalmente como áreas indolores, deprimidas e descoloridas, com necrose central e hemorragia mínima. A presença de queimaduras na superfície não é indicativa da extensão e gravidade de possíveis lesões internas, uma vez que a pele de alta resistência transfere a energia eléctrica para tecidos mais profundos com menor resistência (7).

Queimaduras por arco elétrico

As faíscas de corrente ocorrem entre objectos eletricamente carregados com potenciais significativamente diferentes que não estão em contacto direto entre si, normalmente entre uma fonte altamente carregada e uma terra. °Quando um arco elétrico passa de um objeto com alta resistência para outro com baixa resistência, é criado um caminho de alta temperatura que pode atingir 2500-5000 C, resultando em queimaduras térmicas profundas no ponto de contacto com a fonte e na superfície de contacto com a terra, que nem sempre são os pés. Estas áreas têm normalmente um núcleo de pergaminho seco e insensível e um bordo de reservatório adjacente. O trajeto interno do arco pode ser determinado a partir da localização destas feridas superficiais. Para além das lesões de alta tensão causadas pela corrente contínua ao longo do trajeto do arco, os arcos podem também causar queimaduras de flash e de chama, pelo que podem ocorrer vários graus de queimaduras de aspeto e gravidade diferentes. Os arcos voltaicos não ocorrem com lesões na gama de baixa tensão (7).

Queimaduras de flash

°As queimaduras instantâneas são queimaduras térmicas causadas pelo calor de um arco elétrico próximo que pode atingir até 5000 C e que não penetra no corpo humano. As queimaduras instantâneas podem estender-se por uma grande área do corpo, resultando em queimaduras difusas, mas normalmente apenas parciais. Neste caso, não existe qualquer componente elétrico interno (7).

Queimaduras de chama

As queimaduras eléctricas provocadas por chamas são queimaduras diretas causadas pela ignição da roupa ou de objectos próximos devido a correntes electrotérmicas e arcos eléctricos. Provocam queimaduras térmicas semelhantes a outras queimaduras provocadas por chamas (7).

Queimaduras devido a baixa tensão

As queimaduras de baixa tensão são semelhantes às queimaduras térmicas comuns e variam de eritema localizado a queimaduras de toda a superfície da pele. A exposição à baixa tensão requer vários segundos de contacto para causar queimaduras na pele, atingindo por vezes níveis de corrente suficientemente elevados para causar fibrilhação ventricular antes de ocorrerem danos significativos na pele. As queimaduras por contacto direto só podem ocorrer se o circuito que atravessa a pessoa durar mais do que alguns segundos (7).

A eletricidade de baixa tensão provoca lesões diretas e térmicas, geralmente devido ao efeito térmico da corrente que faz brilhar um anel, relógio, pulseira ou colar, resultando numa queimadura profunda e circunferencial. Estas queimaduras são tratadas da mesma forma que as outras queimaduras térmicas. Os mecânicos e as pessoas que trabalham em veículos a motor correm maior risco porque os sistemas eléctricos dos veículos a motor são a fonte mais comum de corrente de baixa e alta tensão. As lesões por corrente alternada de baixa tensão ocorrem normalmente nos pontos de contacto, embora o contacto prolongado possa fazer com que os danos nos tecidos se expandam em profundidade sem expansão lateral, como acontece com as feridas de alta tensão. Estas feridas são normalmente tratadas através da excisão do tecido viável e de uma cobertura cutânea adequada, consoante a profundidade e a localização da ferida (10).

Queimaduras eléctricas por contacto direto

As queimaduras por contacto têm normalmente um padrão proveniente do objeto contactado (marca de queimadura) e podem ter um aspeto semelhante ao das queimaduras de flash. A eletricidade que flui diretamente através do corpo aquece os tecidos e provoca queimaduras electrotérmicas, tanto na superfície da pele como nos tecidos mais profundos, dependendo da sua resistência. Mais frequentemente, as lesões ocorrem no ponto de contacto com a fonte de corrente e no ponto de contacto com o solo (7).

Queimaduras orais pediátricas

Estas queimaduras são mais comuns em crianças com menos de 4 a 6 anos de idade que mordem, mastigam ou chupam um cabo elétrico e são o tipo mais comum de queimaduras eléctricas graves em crianças pequenas. Estas queimaduras podem causar deformações faciais e prejudicar o crescimento dos dentes, do maxilar e da face. As queimaduras na cavidade oral são causadas por um arco elétrico localizado que vai de um lado ao outro da boca. O músculo orbicularis oris pode ser afetado e pode ocorrer deformação estética dos lábios se a queimadura atravessar a cavidade oral. Pode ocorrer edema significativo e formação de escaras no espaço de 2-3 dias.

As lesões eléctricas que afectam apenas a mucosa oral são inicialmente tratadas de forma muito conservadora, uma vez que a extensão da lesão é normalmente difícil de prever. O tratamento simples da ferida é efectuado em regime de ambulatório. A complicação mais grave é a hemorragia da artéria labial, com risco de vida, que pode ocorrer até 2 a 3 semanas após a lesão, se a artéria labial estiver exposta aquando do descolamento da crosta. As famílias são aconselhadas a comprimir digitalmente a artéria labial em caso de hemorragia e a dirigir-se ao serviço de urgência.

Estes doentes devem ser encaminhados para um especialista em queimaduras, um cirurgião plástico e um cirurgião oral para um acompanhamento precoce. Uma vez curados, as opções de reabilitação podem variar consoante a gravidade da lesão. O alongamento suave e a utilização de talas bucais proporcionam bons resultados cosméticos e funcionais para a maioria dos doentes, enquanto os procedimentos reconstrutivos estão reservados para os restantes doentes. As mircostomias graves são corrigidas por protrusões da mucosa. As queimaduras das porções médias da boca cicatrizam muito mal e requerem uma abordagem cirúrgica muito mais agressiva com uma reconstrução cuidadosamente planeada (7, 10).

Cardiovascular

A carga eléctrica pode danificar o coração:

- Traumatismo direto das fibras do miocárdio que conduz à necrose do miocárdio
- Anomalias da condução e arritmias cardíacas, como assistolia ou fibrilhação ventricular (FV), bem como outras arritmias cardíacas.

Podem ocorrer arritmias cardíacas, que variam de inofensivas a fatais. A alta tensão ou corrente contínua está mais frequentemente associada à assistolia, enquanto a corrente alternada causa normalmente fibrilhação ventricular e morte súbita. A fibrilhação ventricular é a arritmia fatal mais comum e ocorre em até 60% dos doentes em que a via eléctrica vai de uma mão à outra. As anomalias mais comuns no eletrocardiograma (ECG) são taquicardia sinusal, alterações não específicas das ondas ST e T, bloqueio cardíaco e prolongamento do intervalo QT. A fibrilhação ventricular pode ocorrer com tensões tão baixas como 50-120 mA, o que é inferior à corrente doméstica típica. Numa série, foram detectadas arritmias cardíacas após 41% das lesões eléctricas na gama de baixa voltagem (7, 9, 16).

Os sobreviventes de choques eléctricos podem sofrer de arritmias subsequentes, mais frequentemente taquicardia sinusal e contracções ventriculares prematuras (PVC). No entanto, as complicações cardíacas a longo prazo devidas a choques eléctricos são raras (7, 9).

Um estudo encontrou três casos de arritmias ventriculares graves e prolongadas em que a corrente passou pelo tórax, com um intervalo de tempo de 8-12 horas entre a exposição e o início dos sintomas (17). No entanto, outros estudos não encontraram qualquer risco de arritmias retardadas em doentes com ECGs inicialmente normais devido a exposições domésticas de baixa tensão. Assim, após uma exposição eléctrica de baixa tensão, as arritmias iniciais não são comuns, muitas vezes com uma expressão ECG não específica e transitória; as arritmias retardadas são muito raras. Os autores concluíram que as crianças que chegam ao serviço de urgência após um choque elétrico deste tipo, que são assintomáticas, que não têm factores de risco para arritmias (pele molhada, tetania, percurso vertical da corrente, doença cardíaca prévia, inconsciência) e que têm um ECG normal, não necessitam de monitorização cardíaca adicional (18).

Vias aéreas

A exposição eléctrica pode levar a paragens respiratórias em resultado de:

- Paralisia dos músculos da parede torácica devido a uma contração tetânica quando a via eléctrica atravessa o tórax
- Lesão do centro de controlo respiratório do cérebro.

O pulmão é um mau condutor de eletricidade e geralmente não é tão suscetível a lesões eléctricas diretas como outros tecidos com uma resistência muito menor (7).

Rins

A insuficiência renal aguda é uma consequência nociva que se pode desenvolver durante o desenvolvimento do doente devido a:

- Necrose tubular aguda em consequência de hipovolémia devido ao hiato de um terço e ao desvio de grande volume
- Rabdomiólise causada por necrose maciça dos tecidos (9).

Digestão

Dependendo da resistência eléctrica que ocorre em diferentes níveis do corpo humano, a corrente que flui através de partes estreitas pode gerar mais calor e dissipar-se menos. Por conseguinte, os dedos, as mãos, os antebraços, os pés e as pernas podem, por vezes, ser completamente destruídos, enquanto o tronco conduz a corrente durante tempo suficiente para evitar danos nas vísceras, a menos que os pontos de entrada e saída se situem no abdómen ou no tórax. Estes eventos podem resultar em feridas de espessura total na parede abdominal, incluindo o peritoneu, e mesmo em danos nas vísceras, tais como fístulas gastrocutâneas, fístulas duodenocutâneas ou perfurações intestinais (19-21).

Neurológico

As exposições eléctricas podem conduzir a défices neurológicos agudos do SNC ou da coluna vertebral, tais como confusão transitória, amnésia, convulsões, perturbações da memória de acontecimentos ou mesmo perda franca de consciência, devido a

- Corrente contínua
- traumatismo contundente
- Queimaduras
- Paragem respiratória devido a uma perturbação do centro de controlo respiratório do tronco cerebral.

A menos que o doente esteja completamente lúcido e se recorde totalmente dos acontecimentos, recomenda-se a imobilização inicial da coluna cervical.

As correntes eléctricas causam tetania muscular aguda com potências e frequências relativamente baixas, que se encontram na maioria das casas. A tetania muscular faz com que as vítimas procurem a fonte de corrente, prolongando o tempo de contacto, e pode também paralisar os músculos respiratórios, levando à asfixia (7). O fenómeno de "locking-on" refere-se a um estado refratário da estimulação neuromuscular com contracções tetânicas que impede a mão do doente de largar a fonte (9).

Podem também ocorrer outras complicações neurológicas a longo prazo, tais como

- Convulsões
- Lesões dos nervos periféricos
- Síndromes retardadas da medula espinal
- problemas psiquiátricos, desde a depressão ao comportamento agressivo (7).

Otorrinolaringologia/oftalmologia/cabeça

A cabeça é um ponto de entrada comum para exposições eléctricas de alta tensão. As lesões nas extremidades do crânio podem ser caracterizadas da seguinte forma:

- Queimaduras no rosto
- Lesão da coluna cervical
- Perfuração do tímpano; em cerca de dois terços das vítimas de um raio, o tímpano rompe-se.
- nos dias seguintes à lesão inicial ou anos depois (geralmente meses), cerca de 6% dos doentes desenvolvem cataratas, com a incidência a aumentar à medida que a corrente passa perto dos olhos
- pupilas fixas e dilatadas ou assimétricas devido a disfunção autonómica; esta observação não deve ser utilizada como motivo para interromper a reanimação (7, 9).

Músculo-esquelético

As exposições eléctricas podem conduzir a lesões músculo-esqueléticas agudas, tais como

- Fracturas causadas por fortes contracções musculares ou na sequência de quedas, mais frequentes nos ossos longos dos membros superiores e da coluna vertebral
- Rabdomiólise e subsequente insuficiência renal devido a lesões musculares maciças
- Síndrome de compartimento em queimaduras, especialmente queimaduras circunferenciais do tórax e das extremidades. Se houver suspeita de síndroma de compartimento, deve ser efectuada a palpação das extremidades e um exame neurológico, vascular e motor distal. Nestes casos, a pressão do compartimento pode ser medida e a fasciotomia precoce com desbridamento agressivo pode evitar a deterioração e a subsequente amputação do membro (7, 9).

Capítulo 3 Diagnóstico e avaliação das lesões eléctricas

Para uma avaliação completa e precisa das lesões eléctricas, são extremamente importantes várias etapas de diagnóstico:

- História
- Caraterísticas da carga eléctrica: tensão e tipo de corrente
- Idade, sexo, estado biológico, comorbilidades do doente
- exame físico completo
- Estudos laboratoriais e imagiológicos.

A primeira manifestação é a lesão cutânea típica das lesões eléctricas, que requer um exame cuidadoso para identificar os pontos de contacto (pontos de entrada e saída da corrente) e as queimaduras. Nos traumatismos eléctricos de alta tensão, a corrente flui do ponto de contacto profundamente através do tecido e sai do corpo através do ponto de saída (terra). Este tipo de lesão pode provocar danos extensos e despercebidos nos tecidos, que são frequentemente subestimados (12).

Regra geral, o choque elétrico provoca queimaduras profundas nos pontos de contacto. No entanto, a profundidade de uma queimadura nem sempre é óbvia à partida. Foram propostas muitas técnicas de imagiologia para prever a profundidade da lesão pouco tempo após a lesão (ultra-sons, fluoresceína intravenosa), mas nenhuma delas provou ser tão fiável como o exame clínico da ferida ao longo do tempo por um cirurgião experiente. A profundidade final e, por conseguinte, o grau de queimadura, torna-se geralmente evidente 48 a 72 horas após a agressão. Por isso, a profundidade da queimadura pode ser estimada com base nos achados clínicos clássicos, como mostra a Tabela 4 (12):

Tabela 4: Resultados típicos dos ensaios em função da profundidade de combustão

Depth of burn	Symptoms	Signs
First degree	Pain	Erythema, epidermal slough 1-4 days later
Second degree	Pain	Blisters, erythema, tenderness, good capillary refill
Third degree	+/_ Pain	Insensate, leathery, thrombosed vessels, no capillary refill, +/_ blisters

É muito difícil avaliar com exatidão a extensão dos danos nos tecidos. A percentagem da superfície corporal queimada subestima grosseiramente a lesão do tecido subjacente. As queimaduras eléctricas de alta tensão podem aparecer como simples marcas deprimidas e circunscritas. Em contrapartida, um choque elétrico fatal pode até

com uma grande área de contacto sem queimaduras visíveis na pele. A extensão das queimaduras visíveis pode não estar correlacionada com outras complicações ou sequelas. Em contraste com as queimaduras térmicas comuns, os depósitos de ferro e cobre metálicos ocorrem na epiderme após uma lesão eléctrica, uma vez que a eletrólise ocorre na matriz do fluido extracelular da pele. Assim, estas condensações metálicas podem formar um revestimento preto e específico na pele que se assemelha a uma crosta e caracteriza as áreas de contacto elétrico (11).

Na prática, a determinação clínica da viabilidade dos tecidos profundos e da extensão da necrose dos tecidos profundos baseia-se na inspeção e na deteção da contratilidade muscular. Até à data, não existem outros testes de diagnóstico que possam avaliar com precisão o grau e a extensão dos danos nos tecidos na fase inicial após uma lesão eléctrica. No entanto, foram propostos e investigados vários métodos de diagnóstico para acelerar o processo de determinação da extensão da necrose dos tecidos profundos, tais como (10, 11):

- Medição em série da temperatura da pele
- Cintigrafia de perfusão muscular; os exames de radionuclídeos com xénon-133 e pirofosfato de tecnécio demonstraram ser indicadores exactos de danos nos tecidos, mas não reduziram a hospitalização ou o número de operações necessárias
- A ressonância magnética (RM), que tem uma sensibilidade reduzida para a avaliação das lesões musculares em zonas não vascularizadas
- A imagiologia por RM com gadolínio mostra uma potencial viabilidade em zonas de edema tecidular e uma boa correlação com a histopatologia. Embora altamente sensíveis e específicos, os exames de diagnóstico contribuem geralmente pouco para a avaliação clínica direta e causam problemas logísticos.
- A angiografia, que não fornece informações sobre a viabilidade do tecido, mas demonstra a falta de fornecimento de sangue ao tecido e pode levar a uma indicação precoce de amputação do membro (11). Na prática, porém, a utilização das técnicas acima referidas é dispendiosa e desnecessária (10).

Antes de a necrose tecidular se tornar evidente, os efeitos fisiológicos nocivos para o doente podem tornar-se quase irreversíveis se não for dado um tratamento adequado e imediato. Em doentes com suspeita de lesão eléctrica, é necessário avaliar precocemente uma série de parâmetros, uma vez que a verdadeira extensão da lesão só se torna aparente com o tempo (12):

- Mionecrose com mioglobinémia grave que conduz a insuficiência renal aguda
- Lesões dos tecidos moles das extremidades que conduzem a uma síndrome compartimental
- Anomalias electrolíticas e lesões cardíacas que podem levar a arritmias fatais
- Paralisia dos músculos respiratórios que requerem suporte pulmonar.

Os doentes devem ser cuidadosamente examinados, especialmente no que se refere a lesões esqueléticas, uma vez que muitas vítimas de eletrocussão têm contracções miotónicas ou caem de uma altura elevada. Deve ser dada especial atenção à região cervical, uma vez que as fracturas ocultas da coluna cervical podem causar lesões devastadoras da medula espinal (12).

A função eléctrica do coração deve ser avaliada através de um **ECG inicial e da monitorização subsequente do ritmo cardíaco** nas primeiras 24-48 horas após a lesão. A duração da monitorização dependerá das circunstâncias do choque elétrico; todos os doentes com dores no peito, arritmias cardíacas, ECG inicial anormal, paragem cardíaca, inconsciência, condução transtorácica ou antecedentes de doença cardíaca devem ser monitorizados. Por conseguinte, não existem diretrizes definitivas para a duração da monitorização cardíaca, mas é pouco provável que os doentes desenvolvam arritmias significativas após 24-48 horas se não tiverem outras lesões significativas. Por outro lado, várias revisões de grande dimensão não encontraram qualquer risco de arritmias tardias em doentes com exposições eléctricas de baixa tensão e sem arritmias na apresentação inicial. Uma destas revisões de 196 exposições conclui que a admissão para monitorização cardíaca não está indicada nestes doentes (22). Vários estudos demonstraram que as exposições de baixa tensão (no domicílio) podem ser libertadas com segurança em doentes sem sintomas cardíacos e com um ECG normal (23). Não é claro como é que isto se aplica a doentes com doença cardíaca pré-existente. Na população pediátrica, as crianças saudáveis com exposição à corrente eléctrica doméstica e sem contacto com a água podem ter alta em segurança se forem assintomáticas, não tiverem arritmias cardíacas ou paragem cardíaca e não tiverem outras lesões que exijam internamento (7, 18, 24).

Os seguintes **testes laboratoriais** são indicados para todos os doentes com mais do que uma pequena exposição eléctrica (7, 9):

- Contagem completa de células sanguíneas
- Teor de glicose
- Valores dos electrólitos séricos
- Testes de função hepática
- Azoto ureico no sangue e creatinina, devido ao elevado risco de rabdomiólise e mioglobinúria com lesões eléctricas
- Análise de urina: gravidade específica, valor de pH, hematúria e mioglobina na urina se a análise de urina for positiva para hemoglobina
- Mioglobina no soro se a urina for positiva para mioglobina
- Gasometria arterial e oximetria de pulso em doentes que necessitem de ventilação, com suspeita de inalação de fumo ou com rabdomiólise grave que exija uma terapia de alcalinização urinária
- Nível de creatina quinase (CK). Este nível pode ser extremamente elevado em doentes com choque elétrico e lesões musculares maciças provocadas por lesões de alta tensão. Há provas de que os níveis iniciais de CK podem ajudar a prever quais os doentes que podem beneficiar de uma fasciotomia precoce para evitar amputações subsequentes (25). As subfracções de CK-MB também estão frequentemente elevadas nas lesões por corrente, mas a sua importância no contexto da exposição à corrente não é bem compreendida. Se possível, as fracções de CK-MB e a troponina devem ser verificadas se a corrente tiver afetado o tórax, se o doente apresentar sinais de isquémia ou arritmia no ECG ou se o doente se queixar de dores no peito.

Alguns estudos sugerem que os níveis de CK e CK-MB são indicadores fracos de lesão miocárdica na ausência de evidência de lesão miocárdica no ECG, particularmente na presença de lesão muscular esquelética significativa (10).

- Os seguintes testes também podem ser necessários para pacientes gravemente feridos que necessitam de cirurgia: Agrupamento sanguíneo ou compatibilidade cruzada, tempo de protrombina e tempo de tromboplastina parcial activada.

Uma revisão retrospetiva revelou uma decisão e uma regra simples para a identificação clínica de pacientes predispostos à rabdomiólise. A modelação multivariada mostrou que a lesão de grande esforço, a paragem cardíaca pré-hospitalar, as queimaduras de espessura total e a síndrome compartimental estavam altamente associadas à mioglobinúria. A definição de "positivo" como a presença de pelo menos dois destes achados tem uma sensibilidade de 96% e um valor preditivo negativo de 99% (7, 26)

Os exames imagiológicos são indicados em função do tipo de exposição eléctrica, do traumatismo contundente, das queixas do doente, da alteração do estado mental, da paragem cardíaca ou respiratória (7, 9):

- Radiografia do tórax em doentes com paragem cardíaca ou respiratória, dispneia, dor torácica, hipoxia, reanimação no local de um acidente ou queda/traumatismo contundente

- Tomografia computorizada da cabeça em doentes com estado mental alterado, mecanismos traumáticos significativos, convulsões, perda de consciência ou défices neurológicos focais

- Radiografias da coluna cervical e da pélvis em doentes com perda de consciência ou traumatismos significativos, em que a coluna cervical deve ser imobilizada e as imagens efectuadas em conformidade. Nos doentes com défices neurológicos focais ou sinais de lesão da medula espinal, deve ser efectuada uma radiografia completa da coluna vertebral. A TC e a ecografia são modalidades de imagem adicionais para avaliar a extensão e a magnitude das lesões internas, dependendo da disponibilidade, da gravidade do traumatismo e da corrente. Deve prestar-se especial atenção ao possível desenvolvimento de um aumento da pressão nos compartimentos miofasciais em resultado de isquémia vascular e edema muscular, especialmente em lesões de alta tensão. Se tal for previsível, cada compartimento deve ser controlado e medido. Se surgirem sinais e sintomas de síndroma de compartimento, é geralmente necessária uma descompressão cirúrgica. O sinal caraterístico da síndrome compartimental é a dor durante o movimento passivo no compartimento que contém os grupos musculares responsáveis por esse movimento. Caracteristicamente, a dor é ininterrupta e pode ocorrer sem uma relação proporcional com a lesão visível. Os doentes também se podem queixar de parestesia, hipoestesia ou de uma função motora afetada. Finalmente, a perda de pulso é um sinal muito tardio que ocorre na síndrome compartimental (9, 27). A lesão por queimadura eléctrica deve ser considerada como uma lesão em constante evolução, mais ainda do que outras queimaduras térmicas. O desenvolvimento mais comum, especialmente com exposição a alta voltagem, é o aprofundamento da queimadura. Os danos extensos nos tecidos exigem frequentemente desbridamentos em série, fasciotomias de descompressão ou mesmo amputações. A libertação maciça de mioglobina do músculo danificado pode levar a uma insuficiência renal aguda mioglobinúrica. Os danos vasculares causados pela corrente eléctrica podem tornar-se visíveis em qualquer momento após a exposição. O pulso e o enchimento capilar devem ser verificados e documentados em todas as extremidades, e os exames neurovasculares devem ser repetidos com frequência. Uma vez que as artérias são uma vasculatura de alto fluxo, o calor pode dissipar-se relativamente bem, causando poucos danos iniciais, mas conduzindo a danos posteriores. As veias, por outro lado, são um sistema vascular de baixo fluxo, no qual o fluxo elétrico pode causar um aquecimento mais rápido do sangue e trombose. Por conseguinte, uma extremidade pode inicialmente parecer edematosa. Em lesões eléctricas graves, todo o membro pode parecer mumificado se todos os elementos do tecido, incluindo as artérias, sofrerem necrose de coagulação. Os danos na parede dos vasos aquando da lesão podem também provocar trombose e hemorragia tardias, sobretudo nas pequenas artérias musculares. Este dano vascular contínuo pode fazer com que uma queimadura de pequena espessura evolua para uma queimadura de espessura total, à medida que o fornecimento vascular à área diminui. A deterioração progressiva da musculatura devido à isquémia vascular a jusante dos vasos danificados pode normalmente exigir um desbridamento cirúrgico repetido e extenso (27).

Podem ocorrer vários outros distúrbios neurológicos, particularmente com exposições a alta tensão, como (27):

- Perda de consciência, que normalmente é apenas temporária se não houver um traumatismo craniano concomitante significativo
- Coma prolongado com recuperação posterior
- Confusão
- efeito plano
- Dificuldades de memória a curto prazo e de concentração
- Convulsões devidas a lesões eléctricas do sistema nervoso central (SNC), hipoxia e lesões traumáticas do SNC, quer como acontecimento isolado quer como parte de uma perturbação convulsiva emergente
- Muitas vezes, a fraqueza dos membros inferiores não é diagnosticada até se tentar mexer.

Capítulo 4 Orientações de tratamento após agressão eléctrica

Primeiros socorros (cuidados pré-clínicos)

Em primeiro lugar, deve ser garantida a segurança do local, sem perigo imediato para as pessoas que se encontrem nas proximidades ou para as equipas de emergência quando tentarem retirar a vítima da fonte de energia. Depois de garantida a segurança do local, as equipas de emergência devem tratar as vítimas de lesões eléctricas como doentes com traumatismos e doentes cardíacos. As vias aéreas, a respiração, a circulação e a imobilização da coluna vertebral devem ser efectuadas como parte integrante dos cuidados iniciais. Os doentes podem necessitar de reanimação cardiopulmonar básica ou avançada e devem ser imobilizados ao nível da coluna vertebral, consoante o mecanismo de lesão. Como as lesões podem limitar-se a uma arritmia ventricular ou a uma paralisia dos músculos respiratórios, a reanimação agressiva e prolongada deve ser iniciada no local para todas as vítimas de acidentes eléctricos, tendo em conta que é provável que sejam mais jovens, tenham menos comorbilidades e tenham um melhor prognóstico após uma reanimação prolongada (7, 9).

Terapia médica

Como já foi referido, os doentes com lesões eléctricas devem ser inicialmente avaliados e tratados como doentes com traumatismos (28). O acesso intravenoso, a monitorização cardíaca e a medição da saturação de oxigénio devem ser iniciados em todos os doentes com lesões eléctricas durante a avaliação inicial; além disso, deve ser considerado o acesso central em todos os doentes com trauma grave, queimaduras graves, paragem cardíaca ou respiratória ou inconsciência (7, 9).

Os doentes com ferimentos eléctricos devem ser estabilizados e receber suporte circulatório e das vias respiratórias de acordo com os protocolos de emergência cardiovascular e de tratamento de traumatismos. Os doentes com hipóxia grave, queimaduras na face e na boca, inconsciência e incapacidade de proteger as vias respiratórias ou dificuldade respiratória devem ter as vias respiratórias protegidas e ser-lhes fornecido oxigénio (7).

Todos os doentes devem ser monitorizados durante o transporte e no serviço de urgência. Em vez de fornecer monitorização cardíaca prolongada a todos os doentes, um protocolo seletivo permite a utilização mais eficiente de recursos médicos dispendiosos sem pôr em risco o doente. Por conseguinte, as indicações para a monitorização cardíaca são as seguintes

- Paragem cardíaca documentada
- Arritmia cardíaca durante o transporte ou na sala de emergência
- ECG anormal no serviço de urgência (exceto bradicardia ou taquicardia sinusal)
- O tamanho da queimadura ou a idade do doente devem ser monitorizados (10).

É igualmente necessária a imobilização da coluna cervical, com ou sem imobilização espinal, em função do mecanismo da lesão eléctrica e da situação neurológica

Exame. O exame inicial deve também procurar lesões traumáticas adicionais, como pneumotórax, peritonite ou fracturas do esqueleto (7).

Talvez ainda mais do que noutras lesões térmicas, **a troca de fluidos** é a parte mais importante da reanimação inicial, uma vez que as lesões eléctricas provocam deslocações maciças de fluidos com danos extensos nos tecidos e acidose. Por conseguinte, a monitorização da hemodinâmica do doente é extremamente importante. Normalmente, é utilizado um cateter de Foley para monitorizar o débito urinário e, consequentemente, a perfusão dos tecidos.

O objetivo da ressuscitação inicial com fluidos é uma produção de urina superior a 0,5 cc/kg/h se não houver evidência de mioglobinúria, e de preferência superior a 1 cc/kg/h se houver mioglobinúria. Uma vez que as queimaduras rápidas são normalmente superficiais, a utilização de uma fórmula padrão para queimaduras, como a fórmula de Parkland, pode ser útil (9).

A **fórmula de Parkland**, talvez a mais utilizada atualmente na reanimação do choque de queimaduras, recomenda **4 ml de lactato de Ringer/kg/% TBSA** (área de superfície corporal total) nas primeiras 24 horas, uma solução salina isotónica equilibrada, sendo metade desta quantidade administrada nas primeiras 8 horas após a queimadura (29).

No entanto, a natureza imprevisível e a extensão da lesão eléctrica dificultam a avaliação da extensão do dano tecidular e a estimativa do défice de fluidos. Muitos autores aumentam a ingestão de líquidos após uma lesão eléctrica para 2-3 vezes o volume calculado pela fórmula de Parkland, dependendo da área total potencialmente afetada. O débito urinário é um indicador particularmente valioso do estado hemodinâmico e da função renal. A reanimação com fluidos deve ser regular e constantemente ajustada ao débito urinário horário. Assim, a quantidade de fluidos deve ser diminuída ou aumentada para manter um débito urinário de 0,5-1 cc/kg/h (9).

A hematúria ou urina escura requerem uma terapia mais agressiva para evitar a necrose tubular induzida pela mioglobina (9). O aparecimento de urina pigmentada (mais escura do que rosa claro) num doente com lesão eléctrica indica danos musculares significativos. Os pigmentos de mioglobina e hemoglobina podem levar à insuficiência renal aguda e devem ser removidos imediatamente. Embora as suas baixas concentrações sejam pouco preocupantes do ponto de vista clínico, os níveis elevados de pigmentação urinária exigem uma resposta rápida e dinâmica para evitar a obstrução dos túbulos renais. A urina é demasiado sensível para que tanto os pigmentos como a hematúria possam ser utilizados como guia para o tratamento. A avaliação do soro para distinguir entre mioglobina e hemoglobina depende do facto de o complexo mais pequeno de mioglobina ser excretado pelo rim com um limiar abaixo do limite de visibilidade, enquanto a hemoglobina está ligada à albumina como um polímero e tem um limiar renal muito mais elevado. No entanto, a distinção entre os dois tem pouco significado clínico, uma vez que ambos requerem uma excreção rápida e devem ser tratados em conformidade (10).

A urina que é mais escura do que o rosa claro é imediatamente tratada com fluidos (início da diurese) e bicarbonato. O lactato de Ringer é administrado numa quantidade que

suficiente para manter uma excreção eficiente da urina e para remover aproximadamente os pigmentos da urina. Para promover e manter a diurese osmótica, **o bicarbonato** é administrado a uma taxa de 1-2 mEq/kg e **o manitol** a uma taxa de 1 grama por quilograma de peso corporal. O manitol é um diurético osmótico que não é significativamente metabolizado e passa através do glomérulo sem ser reabsorvido pelos rins. O bicarbonato pode ser administrado com o bólus inicial de fluidos se for de esperar acidose e mioglobinúria em caso de lesão eléctrica muito extensa. O bicarbonato trata a acidose subjacente e alcaliniza a urina, tornando a mioglobina mais solúvel. O objetivo é conseguir um débito urinário de até 2-3 ml/kg/h com um pH urinário superior a 6,5. A lógica deste protocolo é conseguir uma diurese osmótica rápida com alcalinização inicial para minimizar a precipitação de pigmentos nos túbulos renais. O débito urinário necessário é geralmente muito elevado durante várias horas após a lesão, seguido de uma redução acentuada da necessidade de urina à medida que o retorno venoso da parte lesada para a circulação central é trombosado (7, 9, 10).

Podem ser administrados diuréticos adicionais. Os diuréticos de alça não são tão eficazes como o manitol. A acetazolamida é o agente de escolha reconhecido, uma vez que também alcaliniza a urina. No entanto, esta diurese só deve ser efectuada com extremo cuidado para evitar uma hipoalbuminemia hiperosmótica (9, 10).

O tratamento das queimaduras por eletrocussão deve também incluir a imunização contra o tétano (se indicado), o tratamento das feridas, a medição da pressão do compartimento (se indicado) e a fasciotomia precoce, se necessário. As extremidades com lesões eléctricas graves devem ser imobilizadas com talas numa posição funcional após documentação cuidadosa de um exame neurovascular completo e tratamento adequado (7).

O risco de infeção é particularmente elevado nas lesões eléctricas devido aos danos causados à barreira natural de defesa da pele e à presença de tecidos profundos isquémicos e desvitalizados. Por isso, o protocolo terapêutico prevê a administração imediata de tratamento com antibióticos de largo espetro ou uma combinação de antibióticos (27).

Os doentes que tenham sido expostos a fontes eléctricas de baixa tensão, mas que sejam completamente assintomáticos e tenham um exame físico normal, podem normalmente ter alta do serviço de urgência. Os doentes com queimaduras ligeiras ou sintomas ligeiros podem ser observados durante várias horas e receber alta se os sintomas desaparecerem e não apresentarem uma CK elevada ou mioglobinúria. Os doentes devem ser informados sobre as potenciais complicações neurológicas ou oculares a longo prazo das lesões eléctricas e receber cuidados de acompanhamento conforme necessário. Por outro lado, todos os doentes com lesões de baixa tensão que não sejam ligeiras necessitam de hospitalização e tratamento imediato. O tratamento de queimaduras e traumatismos, de preferência num centro especializado, deve ser iniciado o mais cedo possível. Todos os doentes com paragem cardíaca, inconsciência, anomalias no ECG, hipoxia, dores no peito, arritmias cardíacas e queimaduras graves ou lesões traumáticas devem ser hospitalizados. Todos os doentes com antecedentes de exposição a alta tensão e os doentes com queimaduras graves devem ser transferidos para um centro especializado em queimaduras para tratamento hospitalar e reabilitação (7).

Numa doente grávida, os riscos de lesões eléctricas para o feto não são realmente conhecidos. As mulheres grávidas envolvidas num acidente elétrico devem ser submetidas a um exame minucioso e completo para deteção de lesões traumáticas e aconselhamento obstétrico. Em casos de ferimentos eléctricos graves, exposição a alta tensão ou ferimentos eléctricos ligeiros com traumatismos significativos, as mulheres grávidas devem ser encaminhadas para tratamento de queimaduras e monitorização fetal (7).

Terapia cirúrgica

As lesões eléctricas podem constituir uma indicação cirúrgica precoce por duas razões:

- A isquémia prolongada e a necrose maciça dos tecidos profundos podem conduzir a uma acidose profunda e a uma mioglobinúria que não podem ser tratadas com os métodos médicos normais de reanimação. Estas situações podem exigir grandes incisões com fasciotomias, desbridamentos extensos e mesmo amputações numa situação de emergência.

- Mais comum é a prevenção e o tratamento da síndrome de compartimento, que se desenvolve como resultado de edema dos tecidos. É obrigatória uma monitorização cuidadosa do membro afetado, de modo a reconhecer sinais de compressão da neuropatia periférica. A identificação de um défice funcional do nervo mediano ou (raramente) do nervo ulnar na mão afetada é uma indicação para a descompressão imediata do nervo no pulso (abertura do canal cárpico e do canal de Guyon). Se a descompressão imediata ou o desbridamento cirúrgico não forem necessários no momento, a cirurgia definitiva pode ser efectuada entre 3 e 5 dias após a exposição, antes de ocorrer a contaminação bacteriana e após a necrose dos tecidos ter sido delineada (30, 31). Por vezes, podem ser utilizadas medidas especializadas, como enxertos vasculares para substituir artérias trombosadas e comprometidas ou mesmo enxertos livres de emergência (32, 33), mas aconselha-se prudência, uma vez que estas medidas cirúrgicas agressivas podem aumentar a morbilidade e prolongar a recuperação do doente. Uma prótese bem ajustada pode ser mais funcional do que uma mão ou um pé fraco e sem reação (10).

A fasciotomia de um membro queimado pode ser urgentemente necessária no caso de lesões de alta tensão ou de lesões prolongadas de baixa tensão, uma vez que uma intervenção precoce agressiva através da fasciotomia pode evitar a amputação subsequente do membro (7). Por conseguinte, é sempre indicado um limiar baixo para a fasciotomia, uma vez que a fasciotomia precoce pode prevenir a isquémia do membro e também prevenir ou limitar a extensão da amputação. O cirurgião de queimaduras deve ter em conta que a aparência externa de uma queimadura eléctrica pode subestimar o grau de destruição dos tecidos profundos subjacentes. As indicações liberais para a fasciotomia não podem ser exageradas, uma vez que a morbilidade associada à não realização de uma fasciotomia estritamente necessária ultrapassa de longe a morbilidade causada pelo próprio procedimento. A contraindicação mais importante seria a ausência de tratamento imediato e adequado de lesões eléctricas mais graves com risco de vida ou de complicações do choque elétrico, ou a ausência de reanimação adequada do doente antes da cirurgia, que deve ser efectuada após uma reanimação agressiva que tenha anulado o choque, assegurado a oxigenação, restaurado o volume circulante e restaurado a perfusão dos órgãos terminais (9).

Assim, o resultado funcional de uma lesão por queimadura eléctrica é inversamente proporcional ao tempo decorrido até ao início dos procedimentos reconstrutivos. Dependendo das caraterísticas das lesões eléctricas, o dano tecidular leva à trombose vascular e à necrose da pele e do músculo. O tratamento ideal destas feridas consiste no desbridamento inicial, descompressão (fasciotomia), desbridamento seriado agressivo dos tecidos profundos e cobertura cutânea precoce com o objetivo de preservar as estruturas vitais (9, 28).

As excisões até ao tecido viável ou mesmo as amputações de emergência têm como objetivo limitar a extensão das lesões isquémicas e a reabsorção dos produtos de degradação celular. O aumento do valor de CK em si não é um fator indicativo para a realização de novas excisões, mas serve para orientar a abordagem terapêutica, o recurso à diálise se os valores não baixarem em resultado da terapêutica medicamentosa de suporte renal e a forçagem da diurese for necessária. A normalização do valor de CK indica o momento em que se pode iniciar a cirurgia reconstrutiva para cobrir os defeitos criados pelas excisões. A contagem de leucócitos é um fator prognóstico e indicativo de reexcisão das áreas isquémicas. Um aumento da contagem de leucócitos durante a terapêutica com antibióticos indica uma excisão incompleta ou uma infeção da ferida com bactérias resistentes aos antibióticos utilizados (27).

A fasciotomia desempenha um duplo papel no tratamento das lesões eléctricas: é simultaneamente um instrumento terapêutico e um instrumento de diagnóstico para avaliar a extensão da necrose muscular. A caraterística de uma lesão eléctrica é o facto de uma queimadura com uma área de superfície relativamente pequena poder ocultar uma destruição maciça dos tecidos. Por conseguinte, qualquer inchaço ou sinal de circulação prejudicada deve ser investigado de forma agressiva e tratado precocemente. A circulação prejudicada nas extremidades após uma queimadura pode ser o resultado de uma escara de queimadura constritiva, que é normalmente circunferencial e de espessura total, e de uma síndrome de compartimento causada por músculos edematosos. Qualquer membro suspeito deve ser examinado na sala de operações, removendo primeiro a escara da queimadura, seguida de fasciotomia e desbridamento, se indicado (9).

As opções de reconstrução para cobrir feridas de queimaduras eléctricas incluem todo o espetro de procedimentos de reconstrução plástica: encerramento retardado, enxertos de pele, retalhos loco-regionais, miocutâneos, fasciocutâneos, retalhos musculares e transferência de tecido livre. Os enxertos de pele de espessura parcial podem ser utilizados como solução biológica provisória ou como procedimento definitivo. O objetivo deve ser sempre o salvamento do membro com preservação funcional das estruturas vitais, podendo ser necessária a revascularização com enxertos venosos segmentares ou a reconstrução nervosa com enxertos nervosos segmentares. Se houver suspeita de compromisso arterial, devem ser considerados retalhos pediculados. Em casos graves, a amputação precoce continua a ser a única alternativa segura (9, 11).

Capítulo 5 Complicações das lesões eléctricas

As complicações precoces mais importantes das lesões eléctricas incluem (9, 10, 27):

- Danos nos rins
- Infecções de feridas e sépsis tratadas de acordo com o procedimento padrão
- Lesões cardíacas reconhecidas e tratadas na admissão
- Défices neurológicos que podem estar presentes na admissão ou que podem desenvolver-se nos dias ou semanas após a lesão
- manifestações oculares
- Síndrome do compartimento, que pode ser evitada através de fasciotomia, desbridamento ou libertação do túnel cárpico
- Perda de tecidos e amputações importantes, que ocorrem frequentemente com lesões graves de alta tensão e exigem uma reabilitação completa subsequente.
- As úlceras de stress, a complicação gastrointestinal mais comum após uma queimadura, são
- Lesões abdominais devidas a isquémia, lesões vasculares, queimaduras ou traumatismos contundentes, que podem ser inicialmente negligenciadas.

A pneumonia, a sépsis e a falência multissistémica de órgãos são as causas mais comuns de mortalidade hospitalar. A insuficiência renal aguda e a sépsis podem ser prevenidas e tratadas através de uma reanimação adequada com fluidos para manter uma excreção urinária eficiente e através da remoção rápida do tecido necrótico da queimadura. Atualmente, a incidência de insuficiência renal aguda mioglobinúrica diminuiu devido à ressuscitação agressiva com fluidos alcalinos (27).

Outra complicação significativa após a eletrocussão é a disfunção dos membros devido à síndrome da dor regional complexa (SDRC), que pode ser melhorada através de uma terapia física e ocupacional precoce e sustentada (9).

O desenvolvimento de **cataratas** é a complicação ocular mais comum das lesões eléctricas, embora as queimaduras eléctricas oculares possam afetar qualquer parte do olho (incluindo irite, buraco macular e oclusão da artéria central da retina). A fisiopatologia exacta permanece desconhecida, mas podem ocorrer alterações oculares em 5-20% dos doentes com queimaduras eléctricas verdadeiras. Os locais de contacto na cabeça, no pescoço e na parte superior do tronco apresentam um maior risco de formação de cataratas, embora alguns relatórios tenham encontrado uma elevada taxa de bilateralidade e nenhuma correlação com a tensão, o curso da corrente eléctrica ou a localização dos locais de entrada. A catarata também pode ocorrer sem lesões na cabeça e pode aparecer entre 3 semanas e até 11 anos após a lesão. As queixas iniciais mais comuns são a visão turva ou a redução da acuidade visual. Nestes casos, a acuidade visual e um exame fundoscópico devem ser efectuados durante a avaliação inicial de emergência. Quase metade dos doentes com catarata necessitaram de tratamento cirúrgico, com resultados consistentemente favoráveis (10, 11, 27, 34-37).

As complicações neurológicas são muito variáveis e podem ocorrer precocemente ou tardiamente (até 2 anos após a exposição). Os danos neurológicos em doentes sem sinais de lesão da coluna vertebral podem ocorrer em dois padrões:

- Danos imediatos que se manifestam poucas horas após a exposição à corrente através de sintomas de fraqueza e parestesia. Os achados nas extremidades inferiores são mais comuns do que os achados nas extremidades superiores. Estes doentes têm um bom prognóstico de recuperação parcial ou total.

- Danos neurológicos retardados que ocorrem dias a anos após a exposição. Os defeitos neuromusculares incluem paralisia, convulsões, síndrome de Guillain-Barré, mielite transversa ou esclerose lateral amiotrófica. Predominam os achados motores. Os achados sensoriais também estão presentes, mas podem ser irregulares e não coincidir com os níveis motores. Embora tenha sido registada uma recuperação, o prognóstico é geralmente mau (10, 27).

Cerca de dois terços dos doentes com lesões de alta tensão desenvolveram imediatamente sintomas neurológicos centrais ou periféricos, sendo a perda de consciência o sintoma predominante. O defeito neurológico periférico mais comum é a neuropatia periférica, sendo a fraqueza o achado clínico mais comum. Em geral, a espasticidade é mais comum do que a flacidez, a função é mais afetada do que a sensação e a recuperação dos défices neurológicos de início precoce é muito melhor do que a da doença de início tardio. A principal complicação do complexo autonómico é a sobreactividade simpática com alterações dos hábitos intestinais e da função urinária e sexual. Embora o mecanismo exato da lesão nervosa não seja claro, tanto a lesão direta por corrente eléctrica como uma causa vascular são possíveis. Quando o doente se apresenta pela primeira vez no serviço de urgência, deve ser efectuado um exame neurológico completo. Os exames de acompanhamento a longo prazo com exames neuromusculares e avaliações electrodiagnósticas são uma parte importante do tratamento do doente. Até à data, os exames imagiológicos, incluindo a angiografia e a ressonância magnética, não foram capazes de prever com precisão o prognóstico ou avaliar a extensão dos danos neurológicos (10, 11, 38, 39).

O estado neuropsicológico é muito frequentemente alterado após um choque elétrico. As queixas típicas dizem respeito a alterações físicas, cognitivas e emocionais. Estas consequências não podem ser diretamente atribuídas às manifestações físicas da lesão e são semelhantes aos problemas associados ao stress prolongado, à privação de sono ou a um traumatismo craniano. Embora o desenvolvimento de complicações neuropsiquiátricas transitórias e progressivas após exposição eléctrica seja possível e não seja controverso, é difícil determinar claramente os mecanismos específicos efectivos da lesão eléctrica. Outros factores concomitantes podem influenciar a avaliação sistemática, como a perturbação de stress pós-traumático, a disposição do doente e a reação de luto à desfiguração ou à perda de um membro. Por conseguinte, as complicações neuropsiquiátricas a longo prazo incluem: depressão, ansiedade, incapacidade de continuar a exercer a mesma atividade profissional, comportamento agressivo e suicídio. O envolvimento precoce de um psiquiatra experiente é importante para avaliar as necessidades a longo prazo e para ajudar a desenvolver um plano de tratamento (10, 11, 27, 40-42).

Capítulo 6 Prognóstico e prevenção das lesões eléctricas

Após uma exposição a baixa tensão, o prognóstico de recuperação total é excelente em doentes sem queimaduras graves, perda prolongada de consciência, paragem respiratória ou cardíaca. No entanto, podem ser possíveis arritmias sustentadas raras. A perda prolongada de consciência está associada a um pior prognóstico e é pouco provável que o doente recupere totalmente após 24 horas de perda de consciência. Os doentes que tenham sofrido lesões de baixa tensão com paragem cardíaca ou respiratória podem recuperar totalmente se forem reanimados imediatamente no local; no entanto, a reanimação e o transporte prolongados podem causar défices neurológicos e lesões cerebrais permanentes.

As queimaduras eléctricas e as lesões traumáticas continuam a ser responsáveis pela maior parte da morbilidade e mortalidade, sendo altamente influenciadas pelas caraterísticas e caraterísticas do fluxo de corrente de cada doente. As tensões elevadas e as exposições prolongadas conduzem frequentemente a queimaduras graves e a traumatismos contusos. Os doentes correm um risco elevado de sepsis, mioglobinúria e insuficiência renal, e as queimaduras são geralmente mais graves e extensas do que inicialmente aparentavam no serviço de urgência, exigindo um tratamento cirúrgico agressivo (7)

No entanto, mesmo as queimaduras eléctricas graves têm boas hipóteses de sobrevivência e a mortalidade global está estimada em 3-15%. As queimaduras causadas por raios têm um melhor prognóstico do que as queimaduras causadas por arco elétrico ou choque elétrico (7, 43).

O resultado final e o prognóstico dependem da localização e da extensão das lesões eléctricas, do desenvolvimento de complicações e dos resultados funcionais. Os recentes avanços nos cuidados críticos modernos, a reanimação com fluidos, o suporte nutricional e as técnicas cirúrgicas agressivas, bem como o desenvolvimento de novos substitutos da pele, melhoraram significativamente os resultados e o prognóstico (9). No entanto, a morbilidade decorrente de lesões traumáticas e queimaduras eléctricas, bem como as taxas de amputação, permanecem relativamente elevadas (7).

Como a maioria das lesões eléctricas é evitável, os factores mais importantes para gerir a prevenção e melhorar o prognóstico são a educação do doente e a adesão a medidas de segurança tanto em casa como no local de trabalho (9, 28).

A prevenção da exposição à eletricidade de alta tensão exige uma educação pública contínua sobre os potenciais perigos e uma educação orientada para as pessoas que trabalham na construção, utilizam gruas e elevadores ou estão expostas ao perigo extremo das linhas eléctricas aéreas. Os estudos demonstraram que a taxa de lesões eléctricas graves é particularmente elevada entre os emendadores de cabos, os electricistas, os trabalhadores das linhas e os operadores de subestações. As estratégias de prevenção e as medidas de segurança no trabalho devem, por conseguinte, centrar-se nestas profissões de alto risco. A prevenção de exposições domésticas menos perigosas exige também a educação do público em geral sobre a proteção das crianças, as tampas das tomadas e a segurança dos aparelhos. Além disso, os aparelhos que podem causar choques eléctricos não devem ser utilizados enquanto não forem reparados por profissionais (7, 44).

Capítulo 7 Lesões esqueléticas devidas a agressões eléctricas

Em termos de fisiopatologia, de abordagem clínica e terapêutica, as lesões osteoarticulares representam uma categoria distinta e específica que é frequentemente negligenciada, com efeitos nefastos e queixas desfavoráveis subsequentes.

No corpo humano, o fluxo elétrico seria teoricamente distribuído de acordo com as diferentes resistências dos tecidos, sendo a resistência mais elevada a que gera mais calor. No entanto, no modelo animal, o corpo comporta-se como uma única resistência uniforme, em vez de um conjunto de diferentes resistências, e comporta-se como um condutor de volume. O tecido profundo parece armazenar calor, pelo que o tecido periosteal é frequentemente mais danificado do que o tecido superficial, especialmente entre dois ossos vizinhos, como no antebraço (rádio-ulna) e na perna (tíbia-fíbula). Para além disso, as lesões vasculares macro e microscópicas associadas parecem desenvolver-se quase imediatamente e não são reversíveis. A corrente eléctrica provoca danos diretos nos tecidos por aquecimento e destruição indireta das células, o que parece ser particularmente importante para as células do sistema nervoso, uma vez que os seus danos não podem ser explicados apenas pelo aquecimento. As células humanas podem destruir as suas membranas durante a passagem da corrente alternada de alta tensão, e a rutura das membranas celulares é um dos mecanismos pelos quais podem ocorrer danos celulares, uma vez que as membranas celulares estão carregadas eletricamente e mantêm a sua integridade através de uma bomba de sódio-potássio ATPase que funciona a -90 milivolts DC. Este processo de electroporação das membranas celulares poderia explicar o dano, que não parece ser causado pelo calor (10). Por outro lado, como já foi demonstrado, o tecido ósseo tem a menor resistência e a maior condutividade para o fluxo elétrico, pelo que os ossos são menos lesados eletricamente pelo aquecimento.

As lesões esqueléticas após exposições eléctricas são bastante raras. A fisiopatologia das lesões esqueléticas implica danos indirectos no tecido ósseo através de traumatismos adicionais, em oposição aos danos diretos nos tecidos moles provocados pela energia eléctrica. A causa habitual de uma lesão esquelética após uma eletrocussão é uma queda resultante da eletrocussão. As fracturas após terapia electroconvulsiva (ECT) em doentes psiquiátricos são também uma complicação conhecida descrita na literatura, mas as lesões esqueléticas resultantes de choques eléctricos acidentais são muito raras (14, 51, 52). As fracturas ou luxações podem resultar de contracções musculares tetânicas (52). O nível mais frequentemente afetado após a terapia electroconvulsiva (ECT) foi uma vértebra, em 40% de todas as fracturas (53). A terapia com ECT é a principal causa da maioria das fracturas bilaterais do colo do fémur (52), e as fracturas dos membros inferiores representam 28% de todas as fracturas após ECT, todas elas fracturas do colo do fémur (53).

Por conseguinte, podem ocorrer várias fracturas e luxações após uma lesão eléctrica, que podem ser atribuídas a dois mecanismos fisiopatológicos diferentes:

- Quedas secundárias relacionadas com um choque elétrico
- fortes contracções musculares causadas por estimulação eléctrica direta dos músculos ou convulsões causadas por exposição eléctrica (54).

Ocorrem principalmente no ombro, pulso, coxa e coluna vertebral e podem exigir um tratamento cirúrgico agressivo com redução aberta e fixação interna (11, 45-48). Em geral, as fracturas resultantes de choques eléctricos ocorrem em zonas com corpos musculares grandes e maciços, como a coluna vertebral, a anca e o ombro.

A pesquisa bibliográfica efectuada revelou vários casos de fracturas na sequência de lesões eléctricas acidentais, tendo sido identificados apenas 22 casos numa revisão publicada em 2014 (14) nos seguintes locais:

- Vértebras (12, 14);
- Colo do fémur (14, 51-55);
- Ombro: omoplata e úmero proximal (14, 45, 56-64);
- Antebraço: Colles, Galeazzi, Greenstick e rádio distal (14, 46, 65-67).

Estas fracturas ocorrem como resultado de contracções músculo-esqueléticas, que também podem ocorrer em exposições de baixa tensão (48, 59, 67). O limiar para as contracções musculares tetânicas causadas por corrente contínua é de aproximadamente 50 V. As contracções musculares podem ocorrer em contacto com uma corrente contínua de pelo menos 20 mA ou com uma corrente alternada de 10 mA (51).

O atraso no diagnóstico das fracturas após choque elétrico pode ser de dias, semanas ou mesmo meses após a lesão (1, 3, 54), tendo em conta que não há traumatismo direto do sistema músculo-esquelético, mas as fracturas são causadas por fortes contracções musculares tetânicas. A dor e o inchaço localizados podem ser inicialmente atribuídos a contracções musculares profundas e a danos nos tecidos moles. Por conseguinte, deve ser efectuado um exame físico detalhado e completo do sistema músculo-esquelético a estes doentes no serviço de urgência, especialmente se se queixarem de lesões músculo-esqueléticas. As radiografias são frequentemente desnecessárias em doentes acordados e cooperantes que não apresentem dor ou sensibilidade significativas, com uma amplitude de movimentos articulares completa e uma boa função. Nos doentes inconscientes ou não cooperantes, recomenda-se a realização de radiografias dos ombros, da coluna vertebral e da pélvis, especialmente se estas estruturas se encontravam no trajeto atual (51).

Em geral, o atraso no diagnóstico e no tratamento posterior das fracturas após um choque elétrico pode estar relacionado com este facto:

- uma apresentação tardia do doente
- o exame e o tratamento de doenças concomitantes aparentemente mais graves (perturbações cardíacas, queimaduras cutâneas, mionecrose conducente a insuficiência renal)
- a dificuldade em obter uma história e um exame físico claros de um doente que tenha sofrido recentemente um choque elétrico (14).

Particularmente nas fracturas do colo do fémur e em doentes jovens, o atraso no diagnóstico e no tratamento é decisivo para complicações adversas frequentes e consequências desfavoráveis a longo prazo:

- a progressão de uma fratura não deslocada para uma fratura deslocada do fémur Pescoço
- o risco de não união e osteonecrose da cabeça do fémur com incapacidade funcional, dor e doença articular degenerativa (51, 52).

O tratamento terapêutico das fracturas e luxações após exposição à eletricidade é habitual e correto, de acordo com os princípios da cirurgia ortopédica e tendo em conta as outras comorbilidades e a regulamentação eléctrica.

Com exposições de alta tensão, os efeitos electrotérmicos podem levar à osteonecrose e à fusão do tecido ósseo. Na superfície do osso lesionado podem aparecer grânulos ósseos brancos-acinzentados e ocos (54).

Os efeitos tardios das lesões eléctricas, que são comparáveis a queimaduras térmicas graves, incluem

- Grandes contraturas articulares
- função limitada das extremidades (11).

Outra complicação esquelética tardia comum das queimaduras eléctricas é a **calcificação heterotópica** no tecido periarticular das grandes articulações, em particular dos cotovelos. Os factores causais podem incluir

- Mobilização passiva forçada
- Hemorragias articulares secundárias
- Precipitação e deposição de cálcio no tecido muscular e conjuntivo danificado ou degenerado (11).

Apenas em doentes com queimaduras estromais pode **ocorrer formação de osso heterotópico** nas extremidades cortadas dos cotos de amputação, em até 80 % dos doentes com amputações de ossos longos, mas não em doentes com desarticulações ou amputações de ossos pequenos. Juntamente com a formação frequente de quistos ósseos no coto de amputação, estes acontecimentos podem levar a erosões cutâneas secundárias, inflamação e dificuldade de adaptação da prótese. A ossificação heterotópica pode ser tão grave que a revisão cirúrgica da extremidade óssea é necessária em 28% dos casos. O tratamento cirúrgico adequado pode ser facilmente conseguido através da abertura do membro residual, da excisão do osso heterotópico mole e do encerramento da ferida (10, 11, 49).

Os danos na dentição em desenvolvimento também podem ser observados em crianças mais novas com queimaduras na boca. Esta é a lesão eléctrica mais comum em crianças com menos de 4 anos de idade e é causada por morder, mastigar ou chupar um aparelho elétrico doméstico. Recomenda-se que esta situação seja tratada por um cirurgião oral que esteja familiarizado com lesões eléctricas (27, 50).

Capítulo 8 Lesões osteoarticulares do esqueleto axial

O esqueleto axial (80 ossos) assegura a postura erecta do corpo e é constituído pelos seguintes componentes:

- a coluna vertebral: 7 vértebras cervicais, 12 vértebras torácicas, 5 vértebras lombares, ossos do sacro e do cóccix
- Parte da caixa torácica: 12 pares de costelas e o esterno
- o crânio: 22 ossos (8 ossos do crânio e 14 ossos da face) e 7 ossos secundários (osso hioide e ossículos auditivos).

O esqueleto axial transfere o peso da cabeça, do tronco e das extremidades superiores para as extremidades inferiores nas articulações da anca. Os ossos da coluna vertebral são apoiados, equilibrados e protegidos por uma série de ligamentos e músculos, como os músculos erectores da espinha. Como os músculos desempenham um papel importante e são propensos a contracções tetânicas quando expostos à corrente eléctrica, a coluna vertebral pode sofrer fracturas a vários níveis.

As fracturas vertebrais ocorrem mais frequentemente após corrente fraca e alternada do que após corrente contínua e devem ser suspeitadas em doentes com lesões eléctricas que apresentem os seguintes sinais e sintomas:

- Dores de costas
- défices neurológicos
- perda permanente de consciência (54).

As fracturas têm sido mencionadas na literatura como uma possível complicação em doentes psiquiátricos expostos a terapia electroconvulsiva (ECT) (51). As fracturas da coluna vertebral após a terapia electroconvulsiva têm sido relatadas desde a década de 1940, com uma incidência global de fracturas de 6,3%. Todas as vértebras torácicas entre T2 e T11 podem ser afectadas, e o número médio de vértebras fracturadas nas pessoas afectadas foi de 2,6. Não se verificou uma maior tendência para fracturas em casos de cifose, escoliose, artrite, alterações do núcleo ou fracturas antigas. No entanto, a osteoporose parece ser um fator predisponente para as fracturas, duplicando a incidência em comparação com outros casos (68).

As lesões múltiplas da coluna vertebral após exposição eléctrica são extremamente raras. As fracturas da coluna cervical e torácica podem ser causadas por contracções musculares tetânicas que levam a uma forte flexão ou extensão do pescoço e do tronco. Podem ser suspeitadas pela ocorrência de dores cervicais graves, mesmo na ausência de lesões neurológicas, e podem ser detectadas em radiografias da coluna vertebral e tomografias computorizadas. Um doente de 38 anos de idade, neurologicamente intacto, com uma fratura do processo espinhoso de C2 e fracturas de compressão de C5, T7 e T11 devido a contracções musculares tetânicas eléctricas, associadas a queimaduras nas mãos, antebraços, coxa direita e escroto de 10% da área de superfície corporal, foi tratado com sucesso através de estabilização ortopédica externa num molde de corpo halo durante 12 semanas (54, 69).

Outro homem de 34 anos, sem antecedentes médicos significativos e sem traumatismos à distância, sofreu um choque elétrico de baixa tensão sem cair ou perder a consciência. O doente teve de puxar à força os ombros para trás e

O pescoço e a coluna torácica estavam hiperextendidos e o doente queixou-se imediatamente de dores no ombro direito e na coluna torácica média. Foi-lhe diagnosticada uma fratura da omoplata direita, que foi tratada de forma conservadora. No entanto, as dores no meio das costas persistiram durante três meses após o acidente, sem dores no peito ou nas extremidades, palpitações, falta de ar, fraqueza, dormência e parestesia. O exame físico revelou uma marcha estável, mobilidade toracolombar dolorosa e sensibilidade difusa à palpação da coluna torácica superior com sensibilidade localizada na zona do processo espinhoso T4. O seu exame neurológico pormenorizado era normal. A radiografia da coluna torácica mostrou uma fratura de compressão de T4 e a ressonância magnética (RM) da coluna torácica confirmou a presença de uma fratura de compressão subaguda de T4, sem retropulsão e sem evidência de fratura patológica. Não havia evidência de fratura em explosão ou de alterações de sinalização na medula espinal. Esta lesão esteve provavelmente relacionada com a hiperextensão grave da coluna torácica após a passagem da corrente de um braço através da coluna torácica média e da omoplata para o braço contralateral. O doente foi encaminhado para a Radiologia de Intervenção, mas a sua fratura era demasiado alta na coluna torácica para ser tratada com cifoplastia ou vertebroplastia. O doente foi tratado de forma conservadora e submetido a fisioterapia, mas infelizmente as dores no meio das costas persistiram e o doente não conseguiu voltar ao seu nível anterior de trabalho e atividade. Posteriormente, foi tratado com medicação para a dor e uma ortótese toracolombossacra para apoio (70, 71).

A suspeita de uma fratura vertebral lombar na sequência de uma exposição a baixa tensão pode ser levantada por dor persistente na região lombar e sensibilidade, com ou sem défices neurológicos. O diagnóstico é efectuado através de radiografias e tomografias computorizadas. Por exemplo, um doente de 62 anos de idade com choque elétrico, queimaduras na mão esquerda, dores lombares e sem sintomas neurológicos, foi diagnosticado com uma fratura de L4 envolvendo o córtex dorsal do corpo no raio-X. A tomografia computorizada revelou uma fratura em explosão envolvendo a coluna anterior e média com um pequeno fragmento ósseo no canal espinal. Foi tratado com um espartilho de gesso e pôde ser mobilizado uma semana após a admissão. Não se registaram complicações neurológicas na evolução posterior. O exame físico e o seguimento radiológico 3 meses mais tarde revelaram consolidação sem deformidade (48, 54).

As lesões do crânio após exposição eléctrica são raras e ocorrem principalmente após lesões de alta tensão, que estão frequentemente associadas a queimaduras muito profundas e lesões cerebrais graves (54). O seu tratamento requer uma abordagem cirúrgica da cobertura do crânio através de procedimentos reconstrutivos complexos, tais como retalhos loco-regionais ou retalhos livres, por vezes em combinação com reconstrução neurocirúrgica. Os enxertos de pele são frágeis e instáveis a longo prazo; só podem ser utilizados para pequenos defeitos e apenas se o periósteo estiver intacto ou sobre o tecido de granulação que se desenvolveu após perfuração ou remoção da placa externa (72).

Capítulo 9 Lesões osteoarticulares do ombro e dos membros superiores

O esqueleto apendicular (126 ossos) é formado por:

- a cintura peitoral (cintura escapular): Clavícula e omoplata (escápula)
- os membros superiores
- a cintura pélvica (cintura da anca ou bacia): Osso da anca ou do cóccix
- os membros inferiores.

As suas funções são permitir a locomoção, o trabalho e a reprodução e proteger os órgãos digestivos, excretores e reprodutores mais importantes.

Nos doentes que sofreram um choque elétrico, a região do ombro parece ser a mais afetada por fracturas e luxações devido a uma série de factores contributivos:

- a sua grande mobilidade articular
- Músculos e tendões circundantes substanciais e fortes que são propensos a contraturas graves
- Muitas vezes no circuito, com a mão como ponto de contacto
- pode ser surpreendido pela descarga eléctrica em pontos desfavoráveis.

As fracturas da omoplata são lesões raras, geralmente causadas por traumatismos diretos e de alta energia. Também foram comunicadas fracturas após ressuscitação cardiopulmonar, convulsões e terapia electroconvulsiva. As fracturas devidas a impacto elétrico ocorrem geralmente quando o doente cai após o acidente. No entanto, as fracturas da omoplata como resultado direto de choque elétrico são muito raras e apenas alguns casos foram descritos na literatura (56).

A omoplata tem várias inserções musculares, tanto na origem como na inserção, que são susceptíveis a contracções eléctricas violentas. No entanto, a deslocação do ombro é a forma mais comum de lesão após um choque elétrico no membro superior. Os doentes com fracturas deslocadas da omoplata, da coluna vertebral e do pescoço apresentam uma incapacidade significativa, nomeadamente dor em repouso a 50-100% e com movimentos passivos ou activos. O médico de urgência deve ter um elevado grau de suspeita clínica destas lesões num doente que sofra uma lesão eléctrica de baixa tensão. Estas fracturas podem ser indicadas por alguns sinais e sintomas, tais como dor, sensibilidade óssea ou dos tecidos moles e mobilidade limitada (73).

Um doente de 33 anos queixava-se de dores fortes no braço direito, no ombro direito e na parte superior das costas na sequência de um choque elétrico, sem dores no peito ou palpitações e sem lesão direta da omoplata. O exame físico revelou três pequenas feridas de entrada na ponta do polegar e no lado radial dos dedos indicador e médio. Não foram registadas feridas de saída. Não foram detectadas alterações cardíacas ou neurovasculares. O ombro direito era doloroso e tinha uma amplitude de movimentos muito limitada. A radiografia revelou uma fratura da omoplata direita. Não havia fracturas concomitantes do ombro,

que estava numa articulação. Foi internado para monitorização cardíaca e analgesia. Foi realizada uma TAC para avaliar a extensão da fratura e excluir a possibilidade de extensão para a articulação do ombro. Recebeu alta 24 horas mais tarde com uma funda larga no braço e foi aconselhado a fazer exercícios de fisioterapia para mobilizar o ombro se a dor o permitisse. Após 10 dias, o exame clínico da fratura da escápula revelou um hematoma periescapular significativo, mas a sua amplitude de movimentos tinha melhorado significativamente. No exame clínico de seguimento após três meses, a escápula estava completamente curada, não havia sensibilidade residual e a função tinha voltado ao normal (56).

° Um outro eletricista de 48 anos foi examinado três semanas depois de ter sofrido um choque elétrico através da mão direita, enquanto o braço era mantido numa abdução de cerca de 110. Queixou-se imediatamente de dores fortes no ombro direito, sem cair ou perder a consciência. Queixou-se imediatamente de dores fortes no ombro direito, sem cair ou perder a consciência. Inicialmente, não conseguia mover ativamente o ombro direito. O exame de raios X efectuado no dia seguinte incluiu apenas imagens A-P e aparentemente não revelou quaisquer anomalias. °Três semanas após o choque elétrico, o doente apresentava uma abdução ativa de 90 . Quando o braço foi abduzido mais passivamente, tornou-se visível uma protuberância conspícua, aparentemente localizada abaixo do ângulo escapular. Foram efectuadas radiografias em perfil verdadeiro para excluir luxação posterior. Estas imagens revelaram uma fratura cominutiva do corpo da escápula. O tratamento foi conservador com fisioterapia com exercícios passivos e activos para o ombro. O doente recuperou sem problemas e, 9 semanas após o traumatismo, já conseguia movimentar o ombro de forma ativa e passiva, apenas com um pequeno desconforto durante a abdução e elevação extremas. °Com uma abdução superior a 90, era visível uma ligeira protuberância. Três meses após o choque elétrico, o doente regressou com sucesso às suas actividades profissionais normais (57).

A fratura bilateral da escápula é uma lesão rara causada por traumatismo de alta energia ou espasmo muscular associado a uma crise epilética ou choque elétrico. O corpo da escápula foi o mais frequentemente registado, seguido da fossa glenoide. A tomografia computorizada, incluindo a reconstrução 3D, é extremamente importante para o diagnóstico e avaliação (45, 61, 63).

Um homem de 54 anos sofreu acidentalmente um choque elétrico de 240 volts que passou por ambas as mãos como pontos de entrada e saída. Queixava-se de dores fortes na parte superior das costas, sem qualquer traumatismo direto nas costas. Os exames respiratórios, cardiovasculares e neurológicos iniciais eram normais. Apresentava também queimaduras de baixa espessura na mão direita, com movimentos e sensibilidade completos. A inspeção do dorso não apresentava alterações, embora fosse muito sensível à palpação nas zonas escapular, interescapular e infraescapular. Os movimentos passivos de ambas as articulações do ombro eram extremamente dolorosos. As radiografias seriadas da coluna cervical e da bacia eram normais. Uma radiografia portátil do tórax mostrava uma provável descontinuidade escapular num dos lados. O doente necessitou de medicação para a dor e as radiografias e tomografias computorizadas subsequentes confirmaram fracturas escapulares bilaterais. Foi encaminhado para um centro terciário para tratamento definitivo (73).

Um engenheiro de 51 anos sofreu um choque elétrico de 240 volts que lhe percorreu o braço esquerdo, atravessou os ombros e desceu pelo braço direito durante 15-20 segundos, sem cair ou perder a consciência. Quando ligou para o 112, queixou-se de dores fortes em ambos os ombros. Os exames neurológicos e cardiovasculares eram normais, mas o doente apresentava uma grande sensibilidade nas omoplatas, com limitação bilateral dos movimentos do ombro. As radiografias revelaram fracturas extra-articulares bilaterais das omoplatas. O ECG era normal, mas as análises ao sangue revelaram uma elevação da creatina quinase. O doente foi internado para monitorização cardíaca e medicação para a dor. Foi realizada uma TAC dos ombros para avaliar a extensão das fracturas e excluir a extensão intra-articular das fracturas. As fracturas bilaterais da escápula foram tratadas de forma não cirúrgica com fundas, fisioterapia progressiva e analgésicos. Recebeu alta no 10º dia e três meses após a lesão encontrava-se sem dores e com movimentos completos em ambos os ombros (58).

Outro homem de 43 anos sofreu fracturas escapulares bilaterais após uma exposição a uma corrente de 440 volts que atravessou brevemente as suas extremidades superiores sem queda ou outro trauma direto. O tratamento conservador, que consistiu na imobilização do ombro, analgesia e fisioterapia progressiva, resultou na cura das fracturas em seis semanas e no restabelecimento da função normal do ombro após um período de seguimento de seis meses (62).

Estudos encontrados na literatura indicam indicações para o tratamento cirúrgico das fracturas da escápula, incluindo as fracturas da glenoide com luxação ou deslocamento dos fragmentos e as fracturas do coracoide com separação acromioclavicular ou lesões neuromusculares associadas (59).

Talvez a lesão osteoarticular mais comum observada após eletrocussão seja a **fratura-luxação posterior do ombro** devido à contração maciça do infra-espinhoso e do redondo menor, com o deltoide, o grande dorsal e o redondo maior a empurrarem a cabeça do úmero para cima e para trás contra o acrómio e medialmente contra a fossa glenoide, fazendo com que a cabeça do úmero fique presa atrás do rebordo da glenoide (56). É importante ter em conta que este tipo de lesão por choque elétrico pode ocorrer mesmo na ausência de trauma direto e pode ser causado por contracções musculares violentas. Uma vez estabilizado hemodinamicamente o doente, o tratamento das lesões osteoarticulares deve seguir os princípios habituais da cirurgia ortopédica, com o objetivo de conseguir a congruência articular através da redução de fragmentos, osteossíntese estável e função normal do ombro, devendo a reabilitação começar numa fase precoce (74).

Um homem de 48 anos sofreu um choque elétrico de 500 volts entre ambas as mãos sem cair ao chão ou perder a consciência. Ao dar entrada no serviço de urgência, o doente estava consciente e orientado, em bom estado geral e o exame cardiopulmonar era normal. Não havia queimaduras na superfície corporal a examinar. Queixava-se de dor intensa e perda de função à mobilização ativa do ombro direito, com abdução do braço e edema local da articulação. O exame físico não revelou qualquer
défices neurovasculares. As radiografias revelaram uma luxação posterior da cabeça do úmero. A primeira medida terapêutica consistiu na monitorização do doente para despiste de arritmias cardíacas, em simultâneo com os procedimentos de redução ortopédica da luxação do ombro, que foi imobilizado com uma cinta de Dessault. A tomografia computorizada permitiu uma avaliação mais detalhada da articulação glenoumeral, revelando uma fratura da cabeça inserida no bordo posterior da glenoide. Foi efectuada osteossíntese com parafusos esponjosos por via anteromedial do ombro (técnica de Thompson). As radiografias pós-operatórias mostraram uma redução dos fragmentos ósseos e uma correta congruência articular. Um mês após a operação, o serviço de reabilitação iniciou a mobilização passiva e ativa do ombro. Um ano após a operação, o doente tem uma vida ativa normal e regressa ao trabalho, embora a sua mobilidade esteja limitada nos últimos graus de rotação do ombro (74).

Outro homem de 52 anos queixou-se de dores e limitações funcionais na extremidade superior direita devido a um choque elétrico provocado por um eletrodoméstico que estava a ser reparado, sem queda ou traumatismo da extremidade afetada. Encontrava-se em bom estado geral de saúde e não apresentava queimaduras no corpo. O exame de urgência revelou contração dos músculos escapulo-umerais e perda de função, mas sem défices motores ou sensoriais. As radiografias e a TAC do braço direito revelaram **uma fratura-luxação anterior do escápulo-umeral**. O doente foi internado e examinado quanto a perturbações metabólicas e frequência cardíaca. 12 horas após a admissão, foi efectuada uma redução fechada da luxação do ombro e planeada uma hemiartroplastia, na qual foi inserida uma prótese do tipo Neer por via deltopeitoral e reparada a tuberosidade. [ooooo]O doente teve uma boa evolução pós-operatória e melhorou com um score DASH de 20,8 e uma amplitude de movimentos de 100 de flexão anterior, 90 de abdução, 20 de extensão, 85 de rotação interna e 10 de rotação externa, 18 meses após a cirurgia (75).

O ombro é a articulação mais frequentemente afetada por luxações. 98 % destas são anteriores, 2 % posteriores e 1 % estão associadas a fracturas. As luxações anteriores e as fracturas proximais do úmero (tuberosidade maior e fracturas subcapitais) são facilmente diagnosticadas por exames clínicos e auxiliares. Em contrapartida, as luxações posteriores do ombro são mais difíceis de diagnosticar, uma vez que o exame de raios X apenas revela alterações muito subtis que podem facilmente passar despercebidas. Tal como descrito na literatura, as luxações posteriores do ombro podem passar despercebidas durante meses. Por isso, todos os doentes que sofram um choque elétrico devem ser suspeitos de ter uma luxação posterior do ombro e investigados. O resultado final é altamente dependente de um diagnóstico atempado que conduza a um tratamento rápido e adequado. Numa série de cinco luxações posteriores do ombro após choque elétrico, os autores realizaram a técnica de McLaghlin com bons resultados num caso e estabilização articular por pinos em quatro casos, um dos quais com excelente resultado, dois com bom resultado e outros com resultado normal. A cirurgia aberta só foi efectuada num doente (75, 76).

O mecanismo mais comum da luxação anterior do ombro é a extensão forçada, a abdução e a rotação externa. A tuberosidade maior actua como uma alavanca sobre o acrómio e desloca a cabeça do úmero para fora da cavidade glenoide. Durante os choques eléctricos, uma contração violenta e descoordenada dos grupos musculares da cintura escapulo-umeral pode levar à deslocação da articulação. Se a descarga ocorrer na extremidade superior em adução e rotação interna, a luxação posterior é uma consequência dos rotadores internos (latissimus dorsi, pectoralis major e subscapularis). Se o membro estiver sem carga em flexão, abdução e rotação externa, a luxação anterior é um efeito dos rotadores externos (músculos infra-espinhoso e redondo menor). Por conseguinte, as contracções musculares excessivas associadas a choques eléctricos, epilepsia e terapia electroconvulsiva são mais susceptíveis de causar luxações posteriores do ombro devido à força relativa dos rotadores internos do ombro em comparação com os rotadores externos. Além disso, uma história e um exame físico adequados e pelo menos uma radiografia antero-posterior e axilar do ombro são essenciais para avaliar a articulação. Uma tomografia computadorizada também fornece uma descrição completa da lesão e pode ser muito importante para o planeamento da cirurgia (64, 75, 76).

A redução de uma luxação do ombro deve ser efectuada o mais rapidamente possível para minimizar a lesão vascular da cabeça do úmero, que pode levar a osteonecrose e subsequentes colapsos (60, 75). Embora a perfusão do fragmento da cabeça umeral seja um elemento essencial, não é o único determinante da decisão. Mesmo na presença de uma cabeça umeral isquémica, o tratamento conservador é uma opção se a revascularização for esperada ou se for necessário um protocolo de tratamento em duas fases: osteossíntese na primeira fase; hemiartroplastia na segunda fase se a necrose avascular não for tolerada. No caso de fracturas deslocadas agudas em doentes jovens, é tentada uma redução fechada suave; no entanto, a melhor opção é a redução aberta e a fixação interna. Se não for possível obter um bom resultado ou se mais de 50% da superfície articular da cabeça estiver danificada, a hemiartroplastia é outra alternativa terapêutica. Alguns autores sugerem que a hemiartroplastia é o tratamento de eleição em doentes idosos (> 65 anos) com fracturas cominutivas da cabeça do úmero (três ou quatro fragmentos) e com elevado risco de necrose avascular. No entanto, outros consideram que não existe evidência suficiente de que a hemiartroplastia seja uma melhor opção terapêutica do que a fixação com placas (59, 75-79).

A luxação posterior bilateral do ombro é uma situação especial e rara, com diferentes etiologias, representando menos de 5% de todas as luxações posteriores. A síndrome do triplo E (epilepsia ou convulsão, trauma extremo e choque elétrico) são as três causas mais comuns de luxação bilateral posterior do ombro. Quase 50% das luxações bilaterais posteriores do ombro são devidas a uma convulsão, 90% a fracturas e menos de 5% a choque elétrico. O diagnóstico da luxação posterior bilateral do ombro é muitas vezes feito tardiamente, e até
50% dos casos não são corretamente reconhecidos nas urgências. Uma história clínica detalhada, um exame físico e pelo menos uma radiografia antero-posterior e uma axilar são essenciais para a avaliação das queixas do ombro. O exame físico pode revelar um contorno normal do ombro com um processo coracoide proeminente. Os movimentos anormais e dolorosos no local da fratura podem ser confundidos com movimentos gleno-umerais normais. Devem ser verificadas possíveis lesões nervosas e vasculares concomitantes. A tomografia computorizada (TC) também fornece uma descrição completa da lesão e pode ser útil no planeamento de um procedimento cirúrgico. O tratamento ortopédico deve basear-se no tipo de lesão, no tempo decorrido desde o acidente e na idade, profissão e nível de atividade desejado do doente. Só se podem esperar bons resultados se a anatomia for respeitada e se o procedimento resultar numa articulação estável. Se a fratura for minimamente deslocada e a viabilidade da cabeça do úmero não estiver em causa, deve proceder-se a uma redução fechada e, se necessário, à fixação com um pino. No caso de fracturas agudas deslocadas em doentes jovens, se a tentativa de redução fechada suave não for bem sucedida, é necessária a redução aberta e a fixação interna. Se a redução aberta não for possível ou se mais de 50% da superfície articular da cabeça do úmero estiver danificada, recomenda-se a hemiartroplastia. Em doentes mais velhos (>65 anos) com fracturas agudas em três ou quatro partes, existe um risco elevado de necrose avascular, razão pela qual a hemiartroplastia está indicada. A artroplastia total do ombro pode ser necessária se tanto a cabeça umeral como a glenoide estiverem afectadas (59, 64, 78-85).

Além disso, uma revisão sistemática da Cochrane publicada em 2015 mostrou que a cirurgia não conduz a um melhor resultado na maioria dos doentes com fracturas deslocadas do úmero proximal e é provável que resulte numa maior necessidade de cirurgia de seguimento. Por outro lado, não existe evidência suficiente para determinar o melhor tratamento não cirúrgico ou, se selecionado, cirúrgico para estas fracturas (86).

Um homem de 56 anos sofreu um ferimento elétrico de baixa voltagem com queimaduras parciais na mão esquerda (cerca de 0,5% da superfície corporal) sem cair ou perder a consciência. Como habitualmente, as feridas da queimadura foram desbridadas e foram aplicados pensos esterilizados com anti-sépticos tópicos na mão esquerda. Aquando da admissão, o ECG, a radiografia pulmonar e as análises sanguíneas habituais estavam dentro dos limites da normalidade. O doente queixava-se também de dores e limitações funcionais no ombro esquerdo e no braço proximal, que estavam inchados, sensíveis e edemaciados. O doente não conseguia levantar o braço esquerdo de forma completa e ativa. Dois dias depois, uma radiografia do ombro revelou uma fratura subcapital cominutiva do úmero esquerdo (Fig. 1). O ortopedista recomendou um tratamento conservador da fratura do úmero através de redução fechada e imobilização com uma ligadura toraco-braquial durante 30 dias. As feridas de queimadura evoluíram bem e o doente teve alta ao quarto dia, tendo a epitelização terminado nas duas semanas seguintes (87).

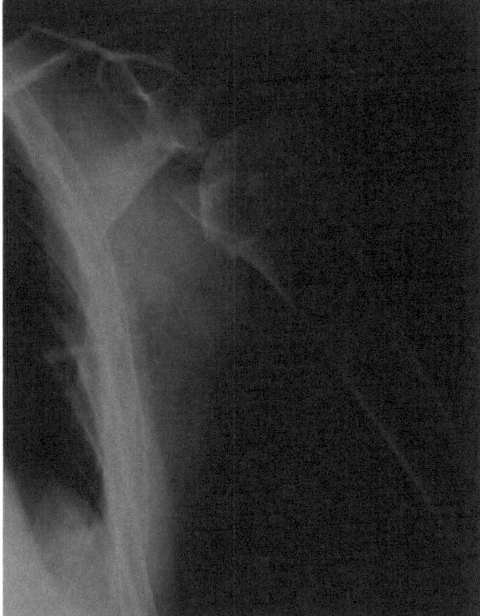

Figura 1: Fratura subcapital cominutiva do úmero esquerdo

Uma vez que os ossos têm a maior resistência eléctrica de todos os tecidos do corpo, também desenvolvem o maior calor quando conduzem uma corrente eléctrica. Este calor excessivo pode levar à osteonecrose, uma complicação proeminente mas menos comum do choque elétrico, que é muito provavelmente causada pela "fusão" do osso. A osteonecrose da cabeça do úmero devido a lesão eléctrica foi relatada na literatura no caso de uma mulher de 52 anos que recebeu um choque elétrico de 220 volts (corrente alternada doméstica) na mão direita e desenvolveu osteonecrose da cabeça do úmero ipsilateral. Assim, uma lesão osteonecrótica numa articulação distante pode desenvolver-se na direção do ponto de entrada, o que deve ser sempre considerado no diagnóstico e tratamento de doentes com choque elétrico (82, 88).

A maioria das fracturas após contracções musculares tetânicas induzidas eletricamente envolvem o esqueleto apendicular proximal, sendo raras as fracturas dos membros distais. Todas as fracturas do antebraço relatadas na literatura envolveram pacientes pediátricos, sugerindo que as crianças são susceptíveis a este tipo de fratura (67), o que pode ser devido aos seguintes factores

- Primeira via de fluxo elétrico através da mão e do antebraço
- estrutura óssea pediátrica mais frágil

- músculos menos desenvolvidos da cintura torácica nas crianças, prevenção dc fracturas do ombro devido a fortes contracções musculares.

De acordo com a literatura, as fracturas do antebraço podem ocorrer em vários níveis após choques eléctricos de baixa tensão:

- Raio, num rapaz de 14 anos que também sofreu uma queimadura ligeira (65)
- Raio distal, unilateral numa rapariga de 6 anos (89) ou bilateral num rapaz de 12 anos (14)
- Fratura do pulso, numa menina de 6 anos (89)
- Fratura de Galeazzi - luxação do pulso (fratura do rádio distal com rutura da articulação radioulnar), numa criança de 11 anos (66)

Por exemplo, uma menina de 6 anos sofreu queimaduras superficiais localizadas na mão direita e uma fratura da fivela distal do rádio após um choque elétrico acidental de 230 V, sem cair ou perder a consciência. A rapariga tocou com a mão direita no suporte metálico de um candeeiro de rua sem isolamento, sentiu um abalo súbito e conseguiu libertar rapidamente a mão. As queimaduras superficiais na mão direita correspondiam às marcas eléctricas, enquanto que a fratura por flexão do rádio distal se deveu a uma súbita e forte contração dos músculos flexores da mão (67).

Uma outra menina de 6 anos sofreu um choque elétrico acidental de 230 volts, depois de também ter tocado com a mão direita no suporte de um candeeiro de rua sem isolamento. A radiografia do pulso direito revelou uma fratura distal do rádio com deslocamento anterior. A rapariga foi tratada de forma conservadora e recuperou normalmente após três semanas de imobilização do pulso com gesso (89).

Estes casos pediátricos são originais devido à localização invulgar da fratura após choque elétrico de baixa tensão. Salientam a importância de um exame físico cuidadoso e atento e de exames imagiológicos complementares na presença de sintomas e sinais clínicos osteoarticulares evidentes após um choque elétrico de baixa tensão associado a quedas ou contraturas musculares significativas (89).

Capítulo 10 Lesões osteoarticulares da bacia e dos membros inferiores

Após o choque elétrico, a maioria das lesões osteoarticulares ocorre nas extremidades superiores, especialmente nos ombros. Outras lesões incluem fracturas vertebrais, fracturas da escápula e fracturas femorais (51). Em doentes sem queda ou perda de consciência, as fracturas proximais do fémur podem ser atribuídas a contracções musculares violentas dos poderosos músculos pelvitrocantéricos em resultado da passagem da corrente.

Um eletricista de 41 anos sofreu um choque elétrico acidental com corrente contínua de 300 V, que passou entre a sua mão esquerda e o calcanhar esquerdo sem que perdesse a consciência. A seguir, queixou-se de dores na anca esquerda e não conseguia estar de pé ou andar. Apresentava também duas pequenas queimaduras sob o calcanhar esquerdo, que seriam provavelmente os pontos de saída da corrente eléctrica. No serviço de urgência, encontrava-se estável, o ECG era normal e os valores de CK estavam ligeiramente elevados. A radiografia mostrou uma **fratura do colo do fémur** do lado esquerdo, que foi tratada cirurgicamente no mesmo dia por redução aberta e osteossíntese com um parafuso dinâmico da anca. O fluxo de corrente provavelmente só afectou o lado esquerdo do corpo. Após um ano, o doente tinha recuperado totalmente e uma radiografia de seguimento não revelou sinais de malunião ou necrose avascular (51).

As fracturas bilaterais simultâneas **do colo do fémur** são extremamente raras e têm sido associadas a (52, 90):

- Trauma de alta tensão
- Traumatismos ligeiros repetidos
- anatomia anormal
- Radioterapia para doenças malignas
- Confisco
- Choque elétrico
- Terapia electroconvulsiva
- doenças ósseas primárias ou secundárias: Osteomalácia, hiperparatiroidismo, insuficiência renal crónica ou osteoporose grave, especialmente após terapia com corticosteróides.

De acordo com a literatura, as fracturas bilaterais simultâneas da anca ocorrem mais frequentemente após terapia electroconvulsiva do que após convulsões, e predominantemente em homens. Este facto pode ser explicado pelo melhor desenvolvimento das estruturas musculares que rodeiam a anca nos homens. Durante uma convulsão, as fortes contracções musculares podem levar a fracturas da anca (incluindo fracturas acetabulares) ou luxações (91).

As fracturas bilaterais do colo do fémur são extremamente raras após um choque elétrico e podem ocorrer mesmo na ausência de doença óssea primária ou secundária (52-54, 92).

Por exemplo, um homem de 25 anos, sem antecedentes médicos conhecidos, foi hospitalizado dois dias após um choque elétrico acidental que ocorreu quando se encontrava na

enquanto tentava reparar uma unidade de ar condicionado de 220V, após tratamento inicial num hospital local. As radiografias revelaram uma fratura do fémur subcapital bilateral, sem outras lesões ou análises sanguíneas. Foi efectuada redução aberta bilateral e fixação interna com haste e placa em simultâneo. A recuperação pós-operatória foi satisfatória e o doente conseguiu andar com um auxiliar de marcha apenas 3 semanas após a operação. Após 6 semanas, pôde ter alta para casa e, após 1 ano, estava totalmente recuperado e podia movimentar completamente a anca sem desconforto. Uma radiografia aquando do exame de seguimento mostrou uma boa adesão (53).

Outro homem de 20 anos sofreu acidentalmente uma descarga de 440 V CC quando colocou a mão esquerda num cabo elétrico e ficou preso nele durante alguns segundos. De pé, caiu de costas sobre as nádegas e teve uma sensação de estalido em ambas as ancas antes da queda, mas não perdeu a consciência. Depois disso, queixou-se de dores em ambas as ancas e não conseguia estar de pé ou andar. No Serviço de Urgência, encontrava-se estável e apresentava uma pequena queimadura em cada calcanhar, provavelmente a ferida de saída da corrente eléctrica. As radiografias revelaram fracturas bilaterais do colo do fémur (Garden tipo 3). O ECG e as análises ao sangue eram normais. A história clínica completa e o exame físico geral não revelaram factores de risco de fratura patológica. Ambas as fracturas do colo do fémur foram tratadas cirurgicamente nas 24 horas seguintes à admissão, através de uma abordagem limitada e da inserção de 3 parafusos canulados em ambas as cabeças femorais. No pós-operatório, o doente foi mobilizado, suportou parcialmente o peso e teve alta ao fim de 12 dias. Três semanas após a operação, voltou a suportar todo o peso. As fracturas cicatrizaram com recuperação funcional completa das ancas e não havia sinais de malunião ou necrose avascular no seguimento de 16 meses (52).

Existem vários procedimentos descritos na literatura para o tratamento das fracturas bilaterais do colo do fémur, que podem ser utilizados individualmente ou em combinação (93, 94):

- Fixação in situ
- Redução aberta e fixação interna, a opção mais comummente utilizada
- Fixação aberta com osteotomia intertrocantérica em valgo
- Enxerto de osso pedicular
- Endopróteses da anca ou da anca total em operações de uma ou duas fases.

As complicações pós-operatórias incluem: Não união, união retardada e encurtamento. A osteonecrose da cabeça do fémur e a coxa vara podem ser evitadas com um tratamento correto (93).

Os médicos de emergência, os cirurgiões ortopédicos e os médicos de clínica geral devem estar particularmente atentos à possibilidade de fracturas bilaterais do colo do fémur em doentes com ferimentos eléctricos, mesmo na ausência de ferimentos graves, doenças ósseas primárias ou secundárias, especialmente se os doentes estiverem confusos e incapazes de se levantar, andar ou localizar a dor. O atraso no diagnóstico é comum e as fracturas do colo do fémur não diagnosticadas têm consequências adversas a longo prazo e complicações que são comuns em doentes jovens (52):

- Dor
- Risco de não aderência e de osteonecrose da cabeça do fémur com incapacidade funcional
- Doença articular degenerativa
- Progressão de uma fratura do colo do fémur não deslocada para uma fratura

deslocada devido a um diagnóstico tardio, o que complica ainda mais a situação.

Recomenda-se um acompanhamento sistemático a longo prazo com controlos clínicos e radiológicos frequentes para todos os doentes, a fim de avaliar a evolução e evitar possíveis complicações (52).

O reconhecimento precoce e a intervenção cirúrgica imediata das fracturas do esqueleto na sequência de uma lesão eléctrica podem conduzir a bons resultados. No entanto, é frequente haver um atraso no diagnóstico, pelo que deve ser efectuado um exame físico completo e minucioso do sistema músculo-esquelético em doentes com um elevado índice de suspeita. Os exames de raios X são frequentemente desnecessários em doentes atentos e cooperantes, sem sensibilidade significativa, com uma amplitude de movimentos articular completa e uma boa função. Em doentes confusos, inconscientes ou não cooperantes, os exames de raios X dos ombros, da coluna vertebral e da pélvis estão indicados se estas estruturas estiverem no trajeto atual. Além disso, as complicações após fracturas do colo do fémur são comuns em doentes jovens e devem ser evitadas através de um diagnóstico rápido, tratamento adequado e acompanhamento pós-operatório frequente (51, 52).

Também tem sido relatado na literatura que o choque elétrico favorece a ocorrência de **osteonecrose da cabeça femoral**. Esta é uma lesão incapacitante e devastadora que não é uma entidade específica, mas representa a via final comum de várias doenças que afectam o fornecimento de sangue à cabeça do fémur. A patogénese é considerada multifatorial e, em alguns casos, está associada tanto à predisposição genética como à exposição a determinados factores de risco, tais como

- Utilização de corticosteróides
- Consumo de álcool
- Fumar
- várias doenças crónicas: Doenças renais, doenças hematológicas, doenças inflamatórias do intestino, tensão arterial elevada e gota
- perturbações hereditárias da coagulação, anomalias da coagulação trombofílicas e hipofibrinolíticas. Estas perturbações subclínicas da coagulação podem conduzir a doenças clínicas se forem sobrepostas por factores ambientais, o chamado "segundo golpe" (por exemplo, traumatismo, alcoolismo, esteróides) (95, 96).

Nas exposições a alta tensão, a corrente eléctrica tem um percurso direto entre um ponto de entrada e um ponto de saída e causa lesões graves nos vasos sanguíneos, nervos, músculos e pele, resultando em danos extensos nos tecidos moles e possível amputação a vários níveis. Os achados radiológicos destas lesões, que são considerados patognomónicos, incluem osteosquise e esboroamento ósseo. As correntes de baixa tensão seguem o caminho de menor resistência ao longo dos nervos e dos vasos sanguíneos, uma vez que os ossos são maus condutores de correntes eléctricas.

A osteonecrose detectada num local distante do ponto de entrada ou de saída deve-se muito provavelmente à lesão da parede do vaso, que por sua vez provoca trombose e isquémia. Os efeitos da lesão eléctrica no osso podem ocorrer imediatamente ou com um atraso de meses a anos; além disso, as lesões ósseas podem ocorrer perto do ponto de entrada ou a uma distância dos pontos de contacto (95, 96).

Por exemplo, um homem de 39 anos sofreu um choque elétrico de 220 volts no pé esquerdo durante menos de um minuto, sem ir ao serviço de urgência na altura. Cerca de dois anos mais tarde, queixou-se de coxear e de dores crónicas crescentes na anca esquerda. Negou qualquer lesão anterior na anca esquerda e nunca tomou esteróides, fumou ou bebeu álcool. Uma história mais detalhada não revelou qualquer indício de doenças do sangue ou outras condições associadas à osteonecrose da cabeça do fémur. O exame físico revelou uma amplitude de movimentos limitada e dolorosa da anca esquerda. As análises ao sangue estavam dentro dos limites normais, incluindo hemograma completo, testes de função hepática e teste de coagulação, e a serologia para o VIH, VHB e VHC era negativa. A radiografia da anca esquerda revelou alterações degenerativas avançadas da articulação da anca esquerda com estreitamento do espaço articular, tendo sido diagnosticada osteonecrose da cabeça do fémur. O doente foi tratado com artroplastia total da anca e o seguimento foi bom após cinco meses. Neste caso, a descarga eléctrica anterior poderia danificar o fornecimento de sangue à cabeça do fémur e levar à osteonecrose da cabeça do fémur. (95).

Um outro doente de 36 anos, portador de uma mutação (heterozigótica) do gene da protrombina, sofreu um choque elétrico de 500 volts na perna direita, que levou à osteonecrose da cabeça femoral ipsilateral 18 meses depois. Os autores colocam a hipótese de que um choque elétrico no membro inferior devido a esta mutação pode ter desencadeado uma trombose intravascular com subsequente osteonecrose da cabeça do fémur (96).

Conclusões

Os ataques eléctricos são lesões graves, destrutivas e incapacitantes, potencialmente fatais e que podem causar lesões extensas na pele e nos tecidos moles, disfunção de vários órgãos e sistemas, várias lesões ósseas e articulares e até amputações. As exposições eléctricas podem provocar lesões esqueléticas raras mas negligenciadas, como fracturas de ossos longos, fracturas da coluna vertebral, luxações articulares, queimaduras muito profundas, osteonecrose e ossificação heterotópica dos tecidos moles.

Como os ossos têm a maior resistência de todos os tecidos do corpo, são também os que geram mais calor quando expostos a choques eléctricos. Como resultado, as áreas de maior dano térmico são frequentemente os tecidos profundos que rodeiam os ossos longos, levando a queimaduras periosteais, destruição da matriz óssea e osteonecrose, e lesões extensas dos tecidos moles que requerem tratamento médico agressivo e múltiplos desbridamentos cirúrgicos. A destruição resultante é geralmente difícil de avaliar aquando do primeiro desbridamento. Nestes casos, a remoção do periósteo desvitalizado e a cobertura precoce dos tecidos moles podem limitar a extensão da lesão óssea (97).

As fracturas e as luxações ocorrem geralmente após um evento traumático associado a uma lesão eléctrica e, em casos raros, podem ser causadas por contracções musculares tetânicas violentas em resultado de uma passagem de corrente. Embora as fracturas devidas a descargas eléctricas de baixa tensão sejam raras, deve reconhecer-se que a dor, o inchaço, a sensibilidade dos ossos e a incapacidade ou restrição de movimentos podem ser devidos a fracturas na sequência de um choque elétrico. Em todos os casos de lesões eléctricas, os doentes devem ser cuidadosa e minuciosamente examinados (59).

Por conseguinte, todos os médicos envolvidos no tratamento de doentes electrocutados devem estar informados e considerar a possibilidade de lesões esqueléticas: cirurgião plástico, cirurgião geral, ortopedista, médico de urgência e clínico geral. Para evitar um possível atraso no diagnóstico, deve ser realizado um exame físico detalhado e completo do sistema músculo-esquelético nos doentes electrocutados com sintomas e sinais sugestivos. A deteção precoce, a confirmação por exame de raios X e o tratamento ortopédico imediato garantirão um resultado favorável e eliminarão complicações prejudiciais.

O tratamento de fracturas e luxações deve ser indicado e realizado pelo cirurgião ortopédico em cada caso individual. A redução das fracturas por deslocação, a estabilização adequada e o restabelecimento da funcionalidade normal são os objectivos mais importantes (81). De modo a obter um bom resultado anatómico e funcional e evitar possíveis complicações prejudiciais, os doentes submetidos a cirurgia reconstrutiva do esqueleto devem ser monitorizados de perto, podendo ser recomendados exames clínicos e radiológicos regulares (97).

Referências

1. OMS: Queimaduras. Fact sheet N°365, actualizada em abril de 2014, disponível em http://www.who.int/mediacentre/factsheets/fs365/en/. Recuperado em 20/12/2015.
2. OMS: Prevenção da violência e das lesões. Queimaduras. Disponível em http://www.who.int/violence_injury_prevention/other_injury/burns/en/. Recuperado em 20 de dezembro de 2015.
3. American Burn Association: Burn Incidence and Treatment in the United States: 2015. Disponível em http://www.ameriburn.org/resources_factsheet.php. Recuperado em 20.12.2015
4. American Burn Association: Burn Centre Referral Criteria. Disponível em http://www.ameriburn.org/BurnCenterReferralCriteria.pdf. Recuperado em 20.12.2015
5. Carter JE, Neff LP, Holmes JH. Compliance with burn centre referral criteria: are patients being referredately? J Burn Care Res. 2010; 31(1):26-30
6. Normas da Associação Britânica de Queimaduras. Normas europeias. Disponível em http://www.britishburnassociation.org/european-standards. Recuperado em 20/12/2015
7. Cushing TA, Wright RK. Lesões eléctricas em medicina de emergência. Disponível em http://emedicine.medscape.com/article/770179- overview. Atualizado: 31 de julho de 2015. acedido em 20/12/2015
8. Lee RC, Zhang D, Hannig J. Biophysical mechanisms of injury in electroshock trauma. Annu Rev Biomed Eng. 2000; 02:477-509.
9. Daley BJ, Mallat AF, Goycolea JFA, Gallegos JJ. Lesões eléctricas. Disponível em http://emedicine.medscape.com/article/433682- overview. Atualizado em: 09 de maio de 2014. acessado em 20/12/2015
10. Purdue GF, Arnoldo BD, Hunt JL. Capítulo 39. lesões eléctricas. Pp. 513-520. in Herndon DN, editor. Total Burn Care. III edição. Philadelphia: Saunders Elsevier, 2007.
11. Vogt PM, Niederbichler AD, Spies M, Muehlberger T. Capítulo 40: Lesões eléctricas: Problemas de reconstrução. Pp. 521-529. in Herndon DN, editor. Total Burn Care. III edição. Philadelphia: Saunders Elsevier, 2007.
12. Jung DM. Capítulo 29. Queimaduras e lesões eléctricas. In: Mathes S, editor. Plastic Surgery. Philadelphia: Saunders Elsevier, 2006. p. 831
13. Dzhokic G, Jovchevska J, Dika A. Lesões eléctricas: Etiologia, fisiopatologia e mecanismo de lesão. Maced J Med Sci. 2008; 1(2):54-58.
14. Stone N, Karamitopoulos M, Edelstein D, Hashem J, Tucci J. Fraturas bilaterais do rádio distal em um menino de 12 anos após um choque elétrico doméstico: relato de caso e resumo da literatura. Case Rep Med. 2014; 2014: 235756.
15. Ungureanu M. Electroshock treatment strategy (case presentation). J Med Life. 2014; 7(4): 623-626.
16. Hussmann J, Kucan JO, Russell RC, Bradley T, Zamboni WA. Lesões eléctricas - morbilidade, resultados e lógica de tratamento. *Burns*. 1995; 21(7): 530-5355.
17. Jensen PJ, Thomsen PE, Bagger JP, Nørgaard A, Baandrup U. Electrical

injury causing ventricular arrhythmias. *Br Heart J.* 1987; 57(3): 279283.

18. Claudet I, Marechal C, Debuisson C, Salanne S. Risque de trouble du rythme et électrisation par courant domestique [Risco de arritmias cardíacas e lesões eléctricas devido à baixa tensão em casa]. *Arch Pediatr.* 2010; 17(4): 343-349.

19. Yang JY, Tsai YC, Noordhoff MS. Queimadura eléctrica com lesão visceral. Burns Incl Therm Inj. 1985; 11(3): 207-212.

20. Branday JM, DuQuesnay DR, Yeesing MT, Duncan ND. Complicações viscerais de queimaduras eléctricas. Um relato de dois casos e uma revisão da literatura. West Indian Med J. 1989; 38(2):110-113.

21. Honda T, Yamamoto Y, Mizuno M, Mitsusada M, Nakazawa H, Sasaki K, Nozaki M. Tratamento bem sucedido de um caso de queimadura eléctrica com lesão visceral e perda completa da parede abdominal. Burns. 2000; 26(6):587-592.

22. Bailey B, Gaudreault P, Thivierge RL. Monitorização cardíaca de doentes de alto risco após lesão eléctrica: um estudo prospetivo multicêntrico. *Emerg Med J.* 2007; 24(5):348-352.

23. Dollery W. Towards evidence-based emergency medicine: Best BETs from Manchester Royal Infirmary. Management of electrical injuries in the home. *J Accid Emerg Med.* 1998; 15(4):228.

24. Chen EH, Sareen A. As crianças necessitam de avaliação ECG e telemetria hospitalar após exposições eléctricas domésticas? *Ann Emerg Med.* 2007; 49(1):64-67.

25. Kopp J, Loos B, Spilker G, Horch RE. Correlação entre os níveis séricos de creatinina quinase e a extensão do dano muscular em queimaduras eléctricas. *Burns.* 2004; 30(7):680-683.

26. Rosen CL, Adler JN, Rabban JT, Sethi RK, Arkoff L, Blair JA, Sheridan R. Early predictors of myoglobinuria and acute renal failure after electrocution. *J Emerg Med.* 1999; 17(5):783-789.

27. Teodoreanu R, Popescu S, Lascar I. Lesões eléctricas. Medições de valores biológicos como fator preditivo para o desenvolvimento local de lesões por choque elétrico. Jornal de Medicina e Vida. 2014; 7(2): 226-236.

28. Arnoldo B, Klein M, Gibran NS. Orientações práticas para o tratamento de lesões eléctricas. *J Burn Care Res.* 2006; 27(4):439-447.

29. Warden GD. Capítulo 9. ressuscitação com fluidos e tratamento precoce. Pp 197-118. in Herndon DN, editor. Total Burn Care. III edição. Philadelphia: Saunders Elsevier, 2007.

30. Mann R, Gibran N, Engrav L, Heimbach D. É sempre necessária a descompressão imediata de lesões eléctricas de alta tensão na extremidade superior? J Trauma. 1996; 40(4):584-587.

31. Yowler CJ, Mozingo DW, Ryan JB, Pruitt BA. Factores que contribuem para o atraso na amputação de membros em doentes queimados. J Trauma. 1998; 45(3):522-526.

32. Bartle EJ, Wang XW, Miller GJ. Enxerto vascular precoce para prevenir a necrose da extremidade superior após queimaduras eléctricas: falso aneurisma anastomótico, uma complicação grave. Burns Incl Therm Inj. 1987; 13(4):313-317.

33. Wang XW, Bartle EJ, Roberts BB, Cheng HH, Wu WA, Wang XZ. Transferência de retalho de pele livre na reparação de queimaduras eléctricas profundas. J Burn Care Rehabil 1987; 8(2):111-4.

34. Johnson EV, Klein LB, Skalka HW. Catarata eléctrica: relato de um caso e revisão da literatura. Ophthalmic Surg. 1987; 18:283-285.

35. Boozalis GT, Purdue GF, Hunt JL, McCulley JP. Ocular changes following electrical burns: a literature review and case report. J Burn Care Rehabil. 1991; 5:458-462.

36. Mutlu FM, Duman H, Cli Y. Catarata eléctrica unilateral de início precoce: uma entidade clínica rara. J Burn Care Rehabil 2004; 25:363-365.

37. Saffle JR, Crandall A, Warden GD. Cataratas: uma complicação a longo prazo da lesão eléctrica. J Trauma. 1985; 25:17.

38. Grube BJ, Heimbach DM, Engrav LH, Copass MK. Neurological consequences of electrical burns. J Trauma. 1990; 30:254-258.

39. Haberal MA, Gurer S, Akman N, Ba^goze O. Persistent peripheral nerve pathologies in patients with electrical burns. J Burn Care Rehabil. 1996; 17:147-149.

40. Barrasch J. Neurological and neurobehavioural effects of electrical and lightning injuries. J Burn Care Rehabil. 1996; 17:409.

41. Janus TJ, Barrash J. Neurological and neurobehavioural effects of electrical and lightning injuries. J Burn Care Rehabil. 1996; 17:409-415.

42. Pliskin NH, Capelli-Schellpfeffer M, Law RT, Malina AC, Kelley KM, Lee RC. Apresentação de sintomas neuropsicológicos após lesão eléctrica. J Trauma. 1998; 44:709-715.

43. Luz DP, Millan LS, Alessi MS, Uguetto WF, Paggiaro A, Gomez DS, Ferreira MC. Queimaduras elétricas: uma análise retrospetiva em um período de 5 anos. *Burns*. 2009: 35(7):1015-1019.

44. Bracken TD, Kavet R, Patterson RM, Fordyce TA. Uma matriz integrada de exposição no local de trabalho para exposições eléctricas de trabalhadores de serviços públicos. *J Occup Environ Hyg*. 2009; 6(8):499-509.

45. Dumas JL, Walker N. Fracturas escapulares bilaterais secundárias a choque elétrico. Arch Orthop Trauma Surg. 1992; 111:287-288.

46. Adams AJ, Beckett MW. Fracturas bilaterais do pulso após choque elétrico acidental. Injury. 1997; 28:227-228.

47. Tompkins GS, Henderson RC, Peterson HD. Fracturas bilaterais simultâneas do colo do fémur: relato de caso. J Trauma. 1990; 30:1415-1416.

48. Van den Brink WA, van Leeuwen O. Fratura lombar devido a choque de baixa tensão. Relato de um caso. Ata Orthop Scand. 1995; 66:374-375.

49. Helm PA, Walker SC. New bone formation after amputation in patients with electrical burn injury. Arch Phys Med Rehabil. 1987; 68:284-286.

50. Alexander WN. Displasia composta de um único dente como resultado de danos por queimadura eléctrica: relato de um caso. J Am Dent Assoc. 1961; 69:589.

51. Gehlen JLMG, Hoofwijk AGM. Fratura do colo do fémur após lesão por choque elétrico. Eur J Trauma Emerg Surg. 2010; 36(5): 491-493.

52. Sohal HS, Goyal D. Fracturas bilaterais simultâneas do colo do fémur após lesão por choque elétrico: relato de um caso. Chin J Traumatol. 2013; 16(2):126- 128.

53. Shaheen MA, Sabet NA. Fratura bilateral simultânea do colo do fémur após choque elétrico. Injury. 1984; 16(1):13-14.

54. Nabours RE, Fish RM, Hill PF. Lesões Eléctricas: Engineering, Medical

and Legal Aspects. Segunda edição. Lawyers & Judges Publishing Company, EUA, 2004

55. Slater RR, Peterson HD. Fraturas bilaterais do colo do fêmur após lesão elétrica: relato de caso e revisão da literatura. J Burn Care Rehabil. 1990; 11(3):240-243.

56. Rana M, Banerjee R. Fratura da escápula após choque elétrico. Ann R Coll Surg Engl. 2006; 88(2): W3-W4.

57. Simon JP, van Delm I, Fabry G. Fratura cominutiva da omoplata após choque elétrico. Relato de um caso. Ata Orthopaedica Belgica. 1991; 57(4):459-460.

58. Kotak BP, Haddo O, Iqbal M, Chissell H. Fracturas escapulares bilaterais após choque elétrico. J R Soc Med. 2000; 93:143-144.

59. Duman H, Kopal C, Selmanpakoglu N. Fratura bilateral do ombro após um acidente elétrico de baixa tensão. Ann Burn Fire Dis. 2000; 13(3): 173174.

60. Tan AH. Fratura-luxação posterior não detectada da cabeça do úmero na sequência de uma lesão por eletrocussão no braço. Singapore Med J. 2005; 46(4):189-192.

61. Tarquinio T, Weinstein ME, Virgilio RW. Fracturas bilaterais da escápula após eletrocussão acidental. J Trauma. 1979; 19(2):132-133.

62. Beswick DR, Morse SD, Barnes AU. Fracturas bilaterais da escápula devido a choque elétrico de baixa voltagem. Ann Emerg Med. 1982; 11(12):676-677.

63. Tucek M, Bartomcek J, Novotny P, Voldrich M. Escápula bilateral Fracturas em adultos. Int Orthop. 2013; 37(4):659-665.

64. Bachhal V, Goni V, Taneja A, Shashidhar BK, Bali K. Bilateral quadripartite anterior fracture dislocation of the shoulder - a case report and literature review. Bull NYU Hosp Jt Dis. 2012; 70(4):268-272.

65. Pappano D. Fratura do rádio devido a lesão eléctrica provocada por uma guitarra eléctrica. South Med J. 2010; 103(3):242-244.

66. Hostetler MA, Davis CO. Fratura de Galeazzi devido a choque elétrico. Pediatr Emerg Care. 2000; 16(4):258-259.

67. Peyron PA, Cathala P, Vannucci C, Baccino E. Fratura do pulso numa menina de 6 anos após choque elétrico acidental de baixa tensão. Int J Legal Med. 2015; 129(2):297-300.

68. Meschan I, Scruggs JB, Calhoun JD. Fracturas convulsivas da coluna dorsal após terapia de eletrochoque. Radiology. 1950; 54(2):180-193.

69. Layton TR, McMurtry JM, McClain EJ, Kraus DR, Reimer BL. Fracturas múltiplas da coluna vertebral após choque elétrico. J Burn Care Rehabil. 1984; 5:373375.

70. Sinha A, Dolakia M. Fratura de compressão torácica causada por uma lesão eléctrica. Medicina Física e Reabilitação. 2009; 1(8):780-782.

71. Dolakia M, Sinha A. Fratura por compressão da coluna vertebral devido a choque elétrico: relato de um caso. Arch Phys Med Rehabil. 2008; 89:E72

72. Hafidi J, El Mazouz S, El Mejatti H, Fejjal N, Gharib NE, Abbassi A, Belmahi AM. Lambeaux autofermants pour le traitement des brulures electriques du scalp par haut voltage. Ann Burns Fire Disasters. 2011; 24(2):72- 76.

73. John BS, Poyner F, Holloway V. Fracturas bilaterais da escápula após choque elétrico de baixa voltagem. Grand Rounds. 2004; Vol 4: 10-12

74. Esteo Pérez I, García Salama F, Zurita Uroz N, López Ortiz R, Valverde Cámara F. Fratura-luxación posterior de la cabeza humeral por electrocución [Fratura

posterior-luxação da cabeça do úmero por choque elétrico]. Rev S And Traum Ort. 2001; 21(2):238-243.

75. Ignacio Arzac Ulla, Edmundo Faiman, Marco Bolaños, Gonzalo Pérez Pa. Fratura de húmero proximal por descarga eléctrica - Reporte de un caso. Rev Asoc Argent Ortop Traumatol. 2014; 79(3): 190-192.

76. Herrero Barcos L, Martínez Martín AA, Herrera Rodríguez A, Cuenca Espiérrez J, Panisello Sebastià JJ. Lesões no cérebro causadas por eletrocussão. Revista Española de Cirugía Osteoarticular. 2001; 36:51-55.

77. Breederveld RS, Patka P, Dwars BJ, Van Mourik JC. Lesão no ombro devido a choque elétrico. Neth J Surg. 1987; 39(5):147-8.

78. Cooke SJ, Hackney RG. Fracturas bilaterais do ombro quadripartido posterior após eletrocussão: relato de um caso e revisão da literatura. Injury. 2005; 36:90-95.

79. Tey IK, Tan AHC. Fratura-luxação posterior da cabeça do úmero tratada sem implantes metálicos. Singapore Med J. 2007; 48(4):e114-118.

80. Claro R, Sousa R, Massada M, Ramos J, Lourenco J. Fratura-luxação posterior bilateral do ombro: relato de dois casos. Int J Shoulder Surg. 2009; 3(2):41-45.

81. Sorando E, Agullo D, Garcia J, Amrouni B. Fracturas bilaterais do ombro secundárias a um acidente elétrico. Relato de caso. Ann Burns Fire Disasters. 2006; 19(1):41-43.

82. Zumrut M, Marcil E. Lesão bilateral do ombro devido a choque elétrico. JAEMCR. 2013; 4:92-94.

83. Dinopoulos HT, Giannoudis PV, Smith RM, Matthews SJ. Fratura e luxação anterior bilateral do ombro. Relato de um caso e revisão da literatura. Int Orthop. 1999; 23(2):128-130.

84. Martens C, Hessels G. Fracturas quadripartidas posteriores bilaterais do ombro. Ata Orthop Belg. 1995; 61:249-254.

85. Clough T.M., Bale R.S. Deslocação posterior bilateral do ombro: a importância da radiografia axilar. Eur J Emerg Med. 2001; 8:161-163.

86. Handoll HHG, Brorson S. Intervenções para o tratamento de fracturas do úmero proximal em adultos. *Cochrane Database of Systematic Reviews* 2015, Issue 11. art. No.: CD000434.

87. Zbuchea A. Fratura do colo do úmero após choque elétrico - relato de caso e revisão da literatura. Chirurgia (Bucur). 2015; 110(5):490-492.

88. Govoni M, Orzincolo C, Bigoni M, Feggi L, Pareschi PL, Trotta F. Osteonecrose da cabeça do úmero devido a choque elétrico: relato de um caso. J Emerg Med. 1993; 11(1):17-21.

89. Peyron PA, Cathala P, Baccino E. Fractures osseuses par électrisations à basse tension: à propos de deux cas. La Revue de Medecine Legale. 2014; 5(4):170-175.

90. Hootkani A, Moradi A, Vahedi E. Fracturas do colo do fémur bilaterais simultâneas negligenciadas após abuso de drogas tratadas por hemiartroplastia bilateral de fase única: relato de um caso. J Orthop Surg Res. 2010; 5: 41.

91. Haronian E, Silver JW, Mesa J. Fratura bilateral simultânea do colo do fémur e fratura da tuberosidade maior do ombro secundária a uma convulsão. Orthopedics. 2002; 25(7):757-758.

92. Nyoni L, Saunders CR, Morar AB. Fratura bilateral do colo do fémur

como resultado direto de choque elétrico. Cent Afr J Med. 1994; 40(12): 355-356.

93. Hootkani A, Moradi A, Vahedi E. Fracturas do colo do fémur bilaterais simultâneas negligenciadas após abuso de drogas tratadas por hemiartroplastia bilateral de fase única: relato de um caso. J Orthop Surg Res. 2010; 5: 41.

94. Grimaldi M, Vouaillat H, Tonetti J, Merloz P. Fracturas simultâneas bilaterais do colo do fémur após crises epilépticas: Tratamento com artroplastia total da anca bilateral. *Ortopedia e Traumatologia: Cirurgia e Investigação*. 2009; 95(7): 555-557.

95. Abduljabbar FA, Mohammed J. Al-Sayyad MJ. Osteonecrose da cabeça femoral induzida por lesão eléctrica. JKAU: Med Sci. 2009; 16(3): 93-98,

96. Vanderstraeten L, Binns M. Osteonecrosis of the femoral head following electrical injury to the leg. J Bone Joint Surg Br. 2008; 90(8): 1101-1104.

97. Imani MT, Mohammadi AA, Jafari SMS. Fratura espontânea do úmero 18 meses após uma lesão elétrica de alta tensão: um relato de caso. Oman Med J. 2014; 29(2).

Índice

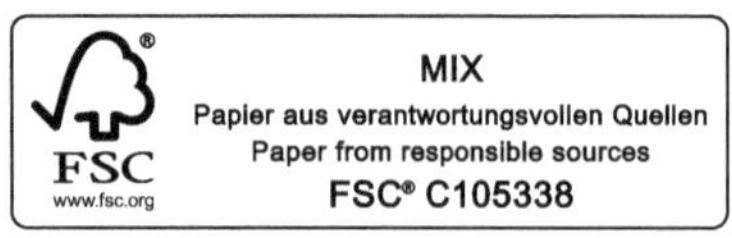

Printed by Books on Demand GmbH, Norderstedt / Germany